谨以此书献给我的母亲！

你 和 幸 福 只 差 一 个 好 梦

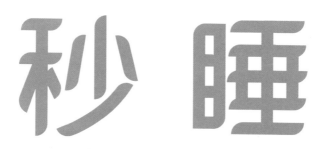

秒睡

幸福人生的睡眠秘诀

刘毅君 / 著

人民日报出版社

图书在版编目（ＣＩＰ）数据

秒睡：幸福人生的睡眠秘诀 / 刘毅君著. -- 北京：
人民日报出版社，2019.1
ISBN 978-7-5115-5788-9

Ⅰ. ①秒… Ⅱ. ①刘… Ⅲ. ①睡眠—基本知识 Ⅳ.
①R338.63

中国版本图书馆CIP数据核字（2018）第301668号

书　　　名：秒睡：幸福人生的睡眠秘诀
作　　　者：刘毅君

出 版 人：董　伟
责任编辑：袁兆英
封面设计：邢海燕

出版发行：人民日报出版社
社　　　址：北京金台西路2号
邮政编码：100733
发行热线：（010）65369527　65369846　65369509　65369510
邮购热线：（010）65369530　65363527
编辑热线：（010）65363105
网　　　址：www.peopledailypress.com
经　　　销：新华书店
印　　　刷：北京欣睿虹彩印刷有限公司

开　　　本：880mm×1230mm　1/32
字　　　数：160千字
印　　　张：8
印　　　次：2019年1月第1版　　2019年1月第1次印刷

书　　　号：ISBN 978-7-5115-5788-9
定　　　价：45.00元

写在前面

这本书能得以出版，需要感谢的人有很多。

感谢石洁女士对本书出版提供的无私帮助。

感谢我的课程顾问王鹏老师对本书提出的宝贵建议。

感谢我的精神卫生学导师李乐华教授，感谢传授我心理学知识的张道龙博士、朱迪思博士、林文采博士，你们是我为人和专业发展的榜样。

感谢湖南省第二人民医院郭田生院长、刘学军院长、陈辞珍主任对我临床工作的认可。

感谢"壹心理"创始人黄伟强、"张德芬空间"CEO卢熠翎及很多同行、朋友对本书的喜爱与推荐。

感谢我的同事张婷，她在本书的编辑校对和插画设计中做了大量的工作。

感谢"野蛮进化心理学院"所有的小伙伴、学员和所有的来访者，你们的反馈和成长给了我莫大的激励。

最后，感谢我的家人，父亲、弟弟和妹妹，你们的理解与支持给了我勇气和力量。

感谢因为这本书和我结缘的你！

我会在心理学和睡眠健康事业的道路上一直走下去。

睡眠可以让人们从繁琐的事务中抽身出来，暂作休整。管理睡眠，也是管理时间的开始。这本书从心理学的角度告诉你，睡眠给人带来的益处、睡眠正确的打开方式以及如何高效地睡眠。

——"壹心理"创始人黄伟强

会睡的女人不会老。睡眠好，心态才会好，心态好，皮肤才会好。只有身心健康，才能事半功倍。睡眠专家刘毅君有医学和心理学的专业背景，善于用通俗易懂的写作方式来讲解睡眠知识，解决睡觉难题。因为专业，所以推荐。

——"幸知在线"创始人潘幸知

你睡得还好吗？人生没有白睡的觉，你的生活质量和健康质量与睡眠质量息息相关。通常来说，睡不好的心理原因多于生理原因，从内在着手的方式会让人们长期受益。感谢刘毅君老师，他写的《秒睡：幸福人生的睡眠秘诀》一书好看、实用、专业，提供了靠谱的睡眠方案。秒睡的能力，你值得拥有。

——"心探索"创始人乌实

没有足够的精力，再好的时间管理方法也发挥不出来作用，所以秒睡是我特别想获得的能力。感谢我的朋友刘毅君写的这本书，我相信它将会改变很多人的生活状态。

——邹小强时间管理学院创始人、

《小强升职记》作者邹小强

看到刘毅君老师的这本书，我想起了最有印象的一次失眠：高考第一天的晚上，我辗转反侧，无法入睡。如果那时能有这本书的指导，高考至少能多考20分。如果你睡眠很轻、考前失眠、病痛失眠、失恋失眠，别再数羊了，来看这本书吧，它能帮你破解睡不好觉的死局。

——生涯规划师、《思维破局》作者马华兴

你对世界做的最大的贡献是什么？让自己活得幸福。什么最能让自己感到幸福？好睡眠。跟刘毅君老师学秒睡，我做到了，你呢？

——中国幸福教练联盟创始人、

《幸福的能力》作者鹿篆立

刘毅君老师，催眠界的NO.1，领域之王。

——领英专栏作家、《多维思考》作者黎甜

在个人精力willpower的管理中，睡眠的质量直接决定了精力上限与时间效能。推荐给大家这本书，在事情永远做不完的时代，用科学的方法每天睡好觉。

——Roc WeHome创始人兼CEO余鹏

除了定期的瑜伽和运动，自我催眠缓解身心压力，给自己积极的暗示，是我保持青春活力的秘密。小姿向大家推荐毅君老师的女神睡眠术。要做女神，从睡一个真正的逆生长美容觉开始！

——第3期催眠工作坊明星学员、喜马拉雅当红情感女主播、

"我知你心"创始人小姿

我们常说做事情要有专注力，但是我们最需要专心做好的睡眠，却少有人能够专心做好。晚睡、熬夜、放不下手机，这些坏习惯让现代人想拥有的好睡眠成为一种奢侈品。刘医生的这本书有趣、有料，既有当头棒喝的警醒效果，又有实操落地的方法，真心推荐给大家。

——第9期催眠工作坊明星学员、原新精英企业事业部合伙人、

北京大学心理学硕士王鹏

目 录
C O N T E N T S

1

睡眠是世界上最简单的事情，所有的人一出生就会睡觉，人吃饱了、累了也想睡觉。但是睡眠又是世界上最难的事情，对于某些人而言，睡眠是一种痛苦的挣扎和折磨。

我记得我的第一次失眠是在高三的时候。有一天晚上，我想了个问题"人是怎么睡着的"，这个问题彻底打乱了我原来倒头就睡的习惯，夜晚变成了一场头脑中的斗争游戏，此后，我再也无法轻松入睡。进入大学后，我的睡眠障碍更加严重，整夜整夜睡不着，听不得任何有规律的声音，黑暗中任何一点响动都会导致自己整夜失眠。吃安眠药，从一颗增加到两颗；躺着数数，告诉自己放轻松……什么方法都试过，都不管用。那时候我20岁，让我崩溃的是，睡觉——一个连猪都具有的功能，我却丧失了。

经过两年失眠的折磨，有一天晚上，我躺在床上，发誓从今往后再也不睡觉了，再也不和失眠做斗争了，哪怕累死也不睡觉了。不可思议的是，这个绝望的心念竟然让我那天晚上睡着了……

在这件事之后，我开始了解潜意识，了解睡眠和心理的关系。

现在我在飞机上、火车上、出租车里、家里的床上、理发店里、餐桌边，在任何场合都能快速入睡。

其实80%的人的睡眠问题都是心理问题，压力、焦虑、强迫念头、悲伤、恐惧……而最让人宽慰的是，心理的问题都是内在的，不需要通过改变外界，就可以得到缓解或者彻底改变。

潜意识有一种自我保护的机制，很难被意识强制反转，也就是越想睡好可能就会越睡不好。因此，想改变意识，得先松动潜意识。

毅君老师的书里，推荐了很多的方法，有呼吸方法、身体运动、熏香、自我催眠等，这些都是很好的能够让潜意识放松的方法。并且，通过自我催眠，我们不仅能学会如何睡个好觉，如何快速恢复精力，还能够从中学习如何驾驭自己的潜意识。

希望《秒睡——幸福人生的睡眠秘诀》能够在快速的生活

节奏下，带给人们更多的轻松和幸福。

让我们一起好好睡眠，好好生活，放松、快乐……

张德芬空间合伙人/CEO

心灵的圈子创始人

SRI自我重建整合体系创始人

卢熠翎

自　序

　　我是一家省级三甲医院的精神科副主任医师，主要工作是在门诊和住院部跟大家眼中各种"稀奇古怪""神秘""恐怖"的精神病人打交道。为了更好地和他们打成一片，从执业初期我就自费学习了各种心理治疗技术。从策略催眠治疗到萨提亚模式的家庭治疗，再到后现代的叙事疗法、表达性艺术治疗，世界上几乎所有的心理疗法，我都学习研究过，并且逐渐形成一种能力，我仿佛总能通过一个人外在的语言、情绪和行为看见他潜意识深处的东西。

　　经过观察我发现，所有的精神疾病都源于患者的灵魂没有办法安定下来，他的灵魂要么不能适应这个身体，要么不能适应这个世界（不管是躁狂症、抑郁症还是分裂症，都是如此）。每次看到这些病友的时候，我都感觉有一个灵魂在他的身体里尖叫。这个灵魂被各种有形无形的枷锁困住了，在这个灵魂的潜意识深处有很多的冲突没有解决，所以扭曲着、拧巴着，他没有办法在这个世界里"正常地"活下来。但是他又需要表达，所以就会用一些常人无法理解和接受的方式来表达。尖叫的灵魂让整个家庭都很暴躁、担忧，家人希望他好起来，却往往束手无策。于是几乎所有的病友和家属都处在一种无法睡眠、精神紧张的状态。传统的医学方法就是给这些无法安睡的患者打安定类的药物。这些药很有效，作用在他们的大脑神经和运动系统上，可以让他们马上安静下来，但是并没有抚慰他们的灵魂和内心。于是药效过后，患者更加吵闹，药物再加大剂量……

一名医生如果只能解决身体的病痛，不能安抚心灵，就算不上一个真正的生命工作者。生命的内涵应该远远超过身体的器官和组织。我开始思索自己能为这些病友做些什么，他们最需要的是先睡个好觉。一位叫做艾瑞克森的美国精神科医师深谙催眠之道，并且用催眠帮助了很多精神障碍患者，疗效卓著。他认为，所有的症状，包括精神症状和躯体症状，都是一种催眠状态，催眠状态可以产生，也可以用一些方法消除。我颇受鼓舞，也开始用催眠去帮助他们，得到了很好的反馈。因此我在医院被同事们戏称为"刘大师"。我还将这些经验梳理出来，培训其他的医护人员和心理咨询师。

我发现需要改善睡眠的不仅仅是患者和家属。医院围墙外的许多人都在跟我抱怨压力太大，睡眠不佳。这些人其实都没有精神病，但身体里面同样住着一个尖叫的灵魂。因为他们还要维持表面光鲜的生活，不能"发疯"，所以更加痛苦。

我开始投入更多的精力去帮助更多的人：

跑遍长沙各大中学，给面临高考和中考的学生做压力管理的讲座；

去肿瘤医院为绝望的癌症病友做心理支持，教他们如何用呼吸和自我催眠缓解疼痛，在化疗后睡个好觉；

告诉生二胎的妈妈如何秒睡秒醒，却不影响情绪；

在360、新浪向加班没有尽头的互联网从业者传授用最短的时间获取深度睡眠的方法；

帮助担心被人砍杀的儿科急诊医生缓解焦虑和恐惧；

指导时间比金子还贵的明星、高管和企业家如何用5分钟恢复精力。

因为睡眠和呼吸得到了改善，这些人的生活也开始发生了意想不到的变化：有的不再出现月经疼痛；有的20年的抑郁症得到痊愈；有的顺利怀上第一胎；有的因为睡好了，常年的肥胖症得到了改善；还有肿瘤晚期的小伙伴，不但完全康复过来，还拿到了27个马拉松比赛的奖牌……

这些来访者和学员的案例让我感到非常高兴，但令我感到惆怅的是，我还需要在医院工作，时间精力有限，能帮助的人太少，而且很多的人不知道如何学习这样的方法。

催眠技术、呼吸疗愈、家庭治疗，任何一个心理治疗系统的学习动辄要花费数十万，并且每种技术至少需要3~5年的时间才能掌握。我突然冒出一个想法，我要让这些实用技能就像大妈跳的广场舞一样简单易学！

我仿佛听到了使命的召唤。

没有任何犹豫，我做了一个让同事和家人惊讶的决定——从公立医院离职。

我想更加全面地学习和改进这些技术，去帮助更多的人！

于是就有了呈现在您面前的这本书。

睡眠和呼吸是上帝赐予人类最美好的礼物。

我希望有一天，人们不需要花费大量的时间和金钱，就能通过睡眠和呼吸的调整获得身心健康！

我希望有一天，成年人也可以像刚出生的婴儿那样自由表达，开心了可以哈哈大笑，难过了可以哇哇大哭！

　　我希望有一天，在这个世界上，睡好觉不再是一种奢侈，而是随时可以体验的幸福的感觉！

　　我邀请每个人都加入这个幸福的旅程！

　　是为序。

第一章

现代经济社会正在剥夺
你的睡眠时间

是什么在吞噬你的睡眠时间

　　"嘀嘀嘀，嘀嘀嘀"，伴随着早上七点的手机闹钟声，小明在床上勉强挣扎了几下，最终还是放弃了立刻起床的想法。

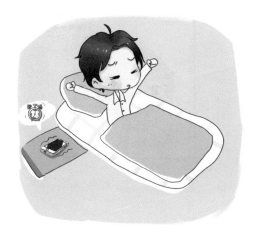

在放弃徒劳的挣扎之后，小明躺在床上，神智也慢慢清醒。"累，铺天盖地的累，越睡越累……"这是小明脑中的第一个想法。紧接着就是懊恼的感觉，"我昨晚应该早点睡的……"那种感觉很像是某个科幻电影里的桥段，主角被困在某个时间点，每天起来都要面对同样的一天。只不过小明的感觉是每天都被困在睡不够的困顿和后悔没早睡的懊恼中。在手机闹钟反复的催促下，小明终于下定决心爬起来，来到了卫生间。看着镜子里自己那不断后移的发际线，他突然想起来昨天看的一个段子："30岁的男人就像蒲公英，风一吹，说秃就秃了。"

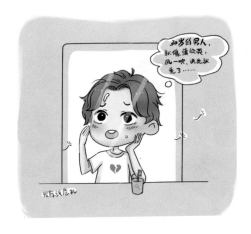

急匆匆吃了早饭，小明一路赶到地铁站，一条由上班族组成的人龙早已在地铁站外排出很远很远。放眼望去，男男女女黑压压的一片人，都是一样的动作：低着头刷着手机，亦步亦趋地慢慢往前挪。大多数人是没有表情的，偶尔会笑一下，或许是看到了某个段子。有那么一瞬间，小明感觉这群人就像是要进纳粹集中营的犹太人一样，没有生气，无精打采。小明摇了摇头，甩掉乱七八糟的想法，迅速融入了队伍中。地铁上，每个人也都在刷着手机，有的看新闻，有的看娱乐综艺。"太low了。"小明在心中默默吐槽了一句，自己却美滋滋地想："大好的时间当然应该用来学习了。"小明打开了99块钱买的《每天10分钟改变你的人生》网课，虽然里面的老师讲得激情四射、天花乱坠，小明还是难以把精力放到网课上，不知不觉中就走了神。

赶到公司又要排队进电梯。电梯载着一批人到达目的地，一会儿又不知疲倦地下来，吞纳另一批人。"幸好有手机，要不每天没完没了的排队就得让人崩溃。"小明又默默地拿出了手机。好不容易进了电梯，门刚关上，电梯中的电视广告就不厌其烦地循环播放起来。虽然里面的广告就那么几种，还是天天都循环播放的。但不自觉地，小明还是被广告吸引了注意力。

终于到了公司，小明心里想着今天要做的事情很多，一定要全力以赴完成任务。哪承想，人算不如天算，一会儿电脑提示有新的邮件，一会儿微信提示有新消息，小明的注意力时不时就要被打断，那种心里着急又没办法的感觉，就像猫爪挠在心上一样，让小明很抓狂。午饭时间，小明一边吃着饭一边跟同事聊天。不知道为什么，只要一休息下来，小明的第一感觉就是累，是那种持续的精神上的累，不想思考问题，不想动脑子，就想吃饭刷手机……午休的时候，同事三三两两都在办公区休息。小明想，我应该睡一会儿。他看了一眼时间，发现离下午上班时间还早，不如拿出手机玩上两把游戏。结果一个没注意，这两把游戏就消耗掉了小明所有的午休时间。"天哪！本来想睡会儿的。算了，晚上回去早点睡。"小明心里这么想着，强打起精神开始下午的工作。

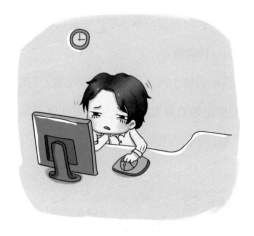

　　整个下午小明的状态都不好，浑浑噩噩的。好不容易熬到了下班，小明感觉整个人都被抽空了。很奇怪，明明并没有干多少活啊，但是就是感觉很累。这种累不单单是疲倦，更是那种心力耗尽的无力感。"晚上一定得早点睡……"小明狠狠地在心里对自己说。终于，9点加完班回到家，小明重重地把自己摔在床上……躺在床上的那一刻，小明没有欲望再做任何事情，无意识地抓着手机刷朋友圈，看看公众号文章，点击微博，看看今日头条的各种新闻、小视频，不知不觉中，已经到了晚上10点。"再看半小时就睡。"小明这么想着。半小时转眼就过去了，"要不，再看半小时？11点一定睡。"

　　眼看又到11点了，这个时候，白天的早睡承诺肯定是实现不了了……"反正都已经到这个点了，把最后这一点看完吧，看完就睡。"小明这样安慰自己。

　　凌晨1点，小明终于放下了手机，嘀咕着："明天真的得早点睡了……"于是带着对自己的失望，对明天的焦虑，还有一丝丝空虚的感觉，小明慢慢睡去……

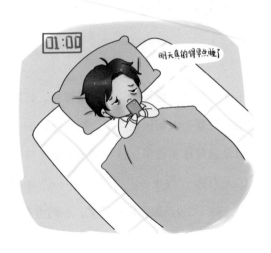

　　在小明的一天中，你是不是也看到了自己的影子？

不是你不想睡，是资本不让你睡

是小明不想睡吗？当然不是的，是现代资本不让他睡。日益丰富的物质生活和快节奏带来的压力，掠夺了人们大量的睡眠时间。

在《24/7：晚期资本主义与睡眠的终结》一书中，学者这么写道："睡眠，是资本的敌人。"

他认为，睡眠，意味着没人消费，没人生产，没人劳动，没人能被巨大的利润引擎所驱动。

现在所有的商家、所有的经济组织为了更大的利益，都是希望你能熬夜或者彻夜不眠的。

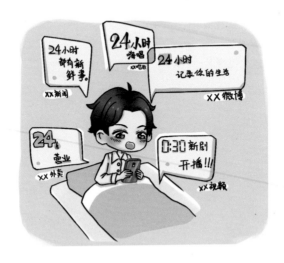

原因很简单，因为你没睡，你就能不断消费。不信你看你的手机，商家到了12点还在给你推送消息。

手机上的外卖软件晚上12点有夜宵档；电影也有午夜档，甚至有时候座无虚席；网店深夜一点正在特价秒杀。这不是要你睡，而是要你起来吃东西，希望你起来进行娱乐，希望你疯狂血拼，希望你能创造更多的价值。如果你留意的话，就会发现现在大多数行业都是通宵工作的：24小时便利店、24小时书店、24小时药房……网吧、KTV、金融公司、互联网公司、设计广告公司都是在不分昼夜地运转。记得有一次我受邀到360总部做舒眠减压专题讲座，中午吃饭的时候，看到食堂门口的用餐供应时间竟然从早上六点半到午夜三四点。想睡，工作不允许你睡。我们心理咨询中心的楼下是一家设计公司，每晚到了12点还灯火通明，所有人在电脑前伏案敲打，早上6点我经过的时候，这群人仍然在工作。

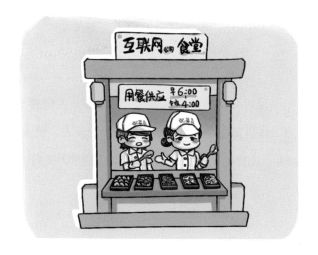

所以，在这个时代，不是你不想睡，是整个世界都在跟你做对。

现代经济体像个巨大的黑洞，正一点不剩地吞噬你的睡眠时间。

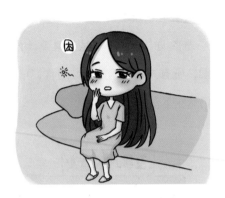

　　睡眠不足对身体的危害是很大的，比如让人精神不集中、浑身乏力、体质变差，甚至还会降低人体免疫力，使人更加容易患上癌症、肥胖症、心脏病和糖尿病等多种重大疾病。

睡眠不足的短期危害

　　1.导致记忆力下降。失眠的人往往记忆力都比较差，做事情经常马马虎虎、丢三落四，找不到自己存放的东西，记不住学过的课文，甚至连自己好朋友的名字也经常忘记。国外权威机构研究发现，睡眠不足会影响大脑强化记忆的过程，进而影响信息的提取和新信息的输入。

2.情绪不稳定。经常失眠的人负责情绪管理的大脑区域比常人更加活跃，这也就导致失眠的人情绪非常容易失控。特别是在职场中，睡不好的人白天总是爱发脾气，无缘无故地生气，没办法正常工作。

3.精神萎靡不振易导致车祸。开车非常需要集中精神，一个不留神就会增加风险。而失眠的人长时间开车，很容易困乏和打盹，这样是很危险的，哪怕打盹几秒钟，都有可能导致灾难的发生。研究发现，每晚睡眠少于6小时的人会导致车祸发生的机率增加3倍。

4.面无光泽，皮肤老化。睡眠不足让人气色不佳，看上去不精神，像病了一样，皮肤也会加速老化，变得干燥和粗糙。

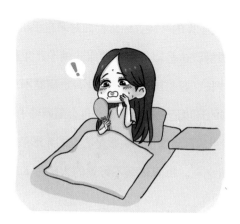

5.引发感冒问题。感冒发烧是人们经常会得的日常疾病，这往往是免疫力低的缘故。如果夜晚睡眠时间少于7个小时，人体免疫系统会受到很大损害，感冒发烧的风险会比常人增加3倍。

6.容易暴饮暴食。一些人因生活压力大造成严重失眠，晚上睡不着，白天也睡不着，只想不停地吃东西，钟情于各种高热量高脂肪食物，时间久了就会导致肥胖。

睡眠不足的长期危害

1.损害男人的性健康。研究发现，睡眠不足会导致精子浓度降低29%。熬夜工作的时候，经常要面对来自手机、电脑等电子产品的电磁辐射，这些辐射会对健康的精子产生影响。熬夜坐着的时间比较长，容易压迫到下半身。当阴囊不通风透气的时候，温暖潮湿的环境适合细菌繁殖，也会阻碍精子的产生。

2.心脏病患病风险增加。失眠是心脏的无形杀手，也是心脏病的主要症状之一。每天都睡不好觉的人比常人患上心脏病的概率高很多。

3.糖尿病患病风险上升。如果一个人长时间睡眠低于5小时，那么高血压很可能就会随之而来。如果每晚的睡眠时间更少，那么人体胰岛素的分泌量也会相应减少，睡眠不足持续时间越长，患糖尿病的概率相应的也会逐渐增加。

4.增加患上某些癌症的风险。失眠会导致免疫力低下，免疫力低下就会很容易引起细胞病变，从而加大癌症的患病概率。一项对1240名接受肠镜检查的参试者进行的研究发现，每晚睡眠少于6小时的人患上肠道息肉（肠癌前期）的风险增加50%。2012年的一项研究发现，缺觉还会增加患乳腺癌患病风险。

5.早亡风险增大。美国宾夕法尼亚州立大学医学院研究发现，男性失眠症患者的死亡率是睡眠健康男性的4.3倍，男性每晚睡眠少于6小时会明显导致死亡率升高。

6.增加重大交通事故的风险。据不完全统计，20%的重大交通事故与司机睡眠不足有关。如果司机连续17个小时不睡觉之后去驾车，肇事风险"等同于醉酒驾车"。

有这么多的危害，失眠简直就是慢性自杀。而资本和经济的力量又如此不可抗拒，那么我们的出路在哪里？

做这个时代的少数清醒者

资本和经济体仅仅只是剥夺了我们晚上的睡眠时间吗？不是的，他们把我们白天可以补眠和小睡的时间也榨干了。

现在所有的设计都是在迎合你的碎片时间。以前我们打游戏都是玩星际争霸，而且一打就半个小时，一上战略游戏时间就特别长。但是今天你去打一局王者荣耀，就十几分钟甚至几分钟一盘。

这是最好的时代，也是最坏的时代。没有人去打什么RPG游戏了。现在的游戏需要你每天去打装备，下副本……现在也没有太多人沉下心来，花两三年时间去跟一个师父学个手艺，时间都用来看线上的知识付费课程了。所以你有没有想过，这些游戏的设计、知识付费的音频和视频课，在占用什么时间，就是你早上等车的那几分钟，或者在吃饭后跟同事朋友交流的十几分钟，还有你中午闭眼眯一会儿的二十分钟。可是现在这些本来可以用于补眠、放松和恢复精力的一点点时间全都被资本榨干了。放眼望去，很多人都是双眼呆滞、神情恍惚、行动迟缓，处在一种半梦半醒的低效和迷糊状态里。在这样的状态下，其实你什么事情也做不好。

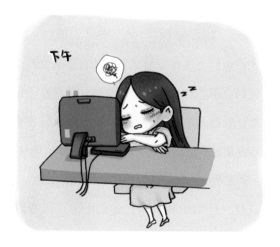

更可怕的是，正因为你处于半梦半醒的状态，你完全没有意识到，你仅存的一点点注意力和精力还在继续被各种海量信息和碎片化的阅读耗尽。你在吃饭的时候要刷抖音，你上厕所

的时候要看微博、看头条，坐电梯的时候看广告，等车的时候看公众号，坐在车上时还要塞着耳机听各种付费课程。

整个世界像是一个巨大的"魔力催眠场"，人们深陷其中无法逃脱，却毫无知觉。

所幸不是所有的人和企业都被这样的"魔力催眠场"影响。

有这样一些人，他们并不拒绝经济和科技的发展带来的生活便利，但也不被手机和过载的信息困扰。工作之余，他们会看一本好书，欣赏一部电影，听一首音乐，品一壶好茶；他们去插花、绘画、写字、瑜伽、打坐、静心；他们去亲近大自然，和自己相处；他们会选择睡前感恩和祷告、进食和会议前片刻的冥想；他们会用心和亲密的爱人交流，陪伴孩子玩乐高，而不是坐在彼此对面却都低头看手机。而这些人往往也是工作中最自律、高效和最有创造力的一群人，他们早早地从杂乱无章、无眠无休、紧张懊恼、忧心忡忡的状态里跳脱出来。

还有这样一些组织和机构，他们不再仅仅考虑追逐利润和成就，而是思索如何让员工真正幸福，为社会创造价值。Google、Facebook等一些IT领域的顶级企业和中国的PPTV公司专门配置了睡眠舱和冥想空间，让自己的员工在办公场所可以优雅地补眠、放松身心；斯坦福大学也建造了自己的冥想中心

（Windhover），供人们禅修、正念、冥想和瑜伽；有些游戏公司开始放弃经营暴力、色情和让人成瘾的游戏内容，而去实践如何用游戏帮助孩子们提升专注力、想象力和改善他们的社交能力；有些科技公司运用互联网技术来提升人们的内在幸福，他们开发冥想的app，设计感应手环，让远在千里之外的爱人感受到另一个人的心跳，利用骨传导技术头戴设备增加人的深度睡眠，组织科技和心灵行业的峰会……

　　他们是这个时代少数的清醒者，并且正在企图唤醒这个世界。

　　你要加入其中，还是继续在资本和经济的裹挟中牺牲自己的睡眠时间，继续过着一团糟的生活呢？

第二章

掌控自己的命运，要从
掌控睡眠开始

放下手机，掌控睡眠才能掌控人生

现在有种讲法叫做"能控制体重的人，才能掌控人生"。其实这是错误的，我觉得应该改成"能够控制睡眠的人才能掌控人生"。

有的社群每天要早起打卡，其实早起的核心并不是你多早起来，而是你醒来后有多少高质量的清醒时间。早起的前提是早睡，如果你天天十二点、一点才睡觉，然后每天逼着自己五点、六点早起，那时间一长，说不定什么时候就猝死了。

这些天天打卡早起和瘦身的人，其实都在寻找一种叫做掌控感的东西。他们担心没有办法控制未来，没有办法掌控人生。

其实对人生的掌控需要从放下手机，改善你的睡眠开始。

如果你连睡眠都掌控不好，那么你在其他地方也会失控。

在2000年左右，手机就已经比较普及了。但我的一个高中老师，却是死活不肯用手机。

他不拿手机，大家都觉得找他很不方便。因为每次活动或者聚餐只能打他家座机，不知道他到哪里了。学生有个突发状况，也找不到他。当时我们就觉得他很奇葩，这生活咋过啊？他的本意是为了摆脱手机的控制，但结果是，时间一久，聚会再也没人邀请他，重要的工作也轮不到他了。今年高中同学聚会，又提起这位老师，说他现在用的是 iPhone X。因为他要是没有智能手机，就会被社会淘汰了。

只要你拿起智能手机，就意味着你已经没有办法能够按时睡觉了。你只要躺在那儿，你就会随时拿出手机来。

如果你上床之后睡不着，你就会想，反正睡不着就看一篇文章吧。结果一看，哇，写得太好了，这个有趣那个也有趣，不知不觉看了一个小时。

我想起我同事讲的一件事，他有一次睡觉前看周立波的八卦，微博上有个人写周立波的发家史写了两万多字，看了40分钟才看完。你晚上明明想十一点睡觉，但是又被手机拖延到一两点。你也许会说，我的意志力是足够坚定的，我肯定能坚持按时睡觉。而事实是只要你在晚上玩个游戏，看个视频，很快就会着迷。这也难怪，因为这些游戏和活动的确太诱人了，将一个人的自制力击得粉碎。

我有个室友迷上了看网络直播的"狼人杀"。这可要了老命，一局下来少说也要两个小时。他每天看到深夜　两点，第二天起不来床，天天上班迟到被老板批评。有一天他发誓说今晚绝对不再看了。半夜三点，我起身上厕所，听到从他卧室里传来"嘿嘿嘿"的笑声，透过门缝，看到他和以前一样半躺在床上，对着手机一脸开心。

人经常在临睡之前被某一个东西吸引是最致命的。你会慢慢沉迷于此，越睡越晚，最后从不想睡变成"不能睡"。更恐怖的是你会从早上起床就没精神，白天注意力涣散，效率低下。每每发誓要早点休息，但是到了晚上却变得毫无睡意。如此往复，恶性循环。于是坊间多了一个诊断叫做"习惯性失眠"，其实这哪里是失眠，这群人只是重度手机依赖症，放下手机就能睡好了。

手机占据了人们生活的绝大部分时间，67.17%的用户每天使用手机达8小时以上，28.08%的用户表示每天使用手机3~5小时，13.7%的用户每天使用手机2~3小时，2小时以下的用户仅占总调查人数的不足一成。可见，手机已成为人们生活的必需品。

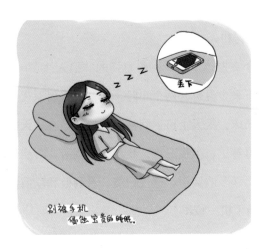

据媒体报道，有50%的青少年表示他们对手机上瘾。这就意味着只有50%的青少年对自己已经上瘾有足够的自我意识，很多人已经上瘾却不自知。手机往往是人睡觉之前最后看和醒来后最先看到的东西。如果有一天早上你醒来没有看到自己的手机，或许会有极强的不安全感。网上说，99%的人在手机断电又没有办法马上充电时，都会感到焦虑。这已经是上瘾症的一种表现。

手机是吃掉我们晚上睡眠时间和白天专注力最多的一样东西。

掌控睡眠，掌控人生，就从放下手机开始吧。

睡眠管理才是时间管理的核心

越来越多的机构和媒体都在鼓吹时间管理。时间管理在教你什么？这些课程都教你明确价值观、定目标，然后对事情的优先级排序，再就是做各种各样的任务……时间管理大咖还教你二八法则，让你20%的投入产生80%的收益。尴尬的是，现在很多人投入超过80%的精力，也很难完成20%的收益。连觉都睡不好，哪来的精力？

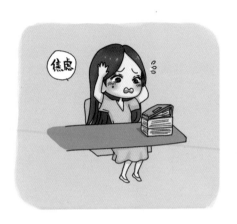

其实，睡眠管理才是时间管理的核心。

首先，时间管理是为了人生的掌控感，你只要管理好睡眠，你就已经掌控了人生1/3的时间。而这优质的人生1/3的时间又能极大促进你另外2/3清醒的人生。睡觉可以解决80%的烦恼。有个段子是这么说的："没有什么东西比睡觉更能包治百病了。"

对付疲惫：睡觉。

对付恐惧：睡觉。

对付感冒：睡觉。

对付饥饿：睡觉。

对付失恋：睡觉。

一觉治百病，一觉平天下。

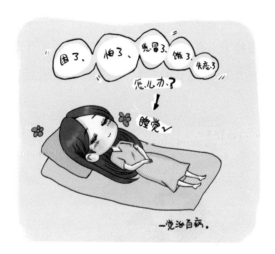

其次，时间管理应该从最关键、最简单的地方入手。目前的时间管理往往牵涉到很多环节，比方说你要做计划呀，做项目管理啊，要管理你白天的分分秒秒，其实这个工程非常巨大，没有多少人能够完全执行下来。睡眠管理只需要做一件事情——在合适的时间入睡。睡着之后，你的身体会自己运作，自然醒来。所以睡眠管理只需要做对一个点，就能够管理好你的8个小时。因为你每天都要睡觉，所以你每天都能练习、复盘和精进。在时间管理中恐怕没有任何一项任务有睡眠管理这么高的投入产出比了！

所以，21世纪最重要的技能之一不是体重管理，也不是时

间管理，而是你能否用最短的时间获得高质量的睡眠，你能多
迅速地恢复精力。有这个技能打底，你在白天才有更多优质的
时间和高效的状态来做你的工作，享受你的美好生活。

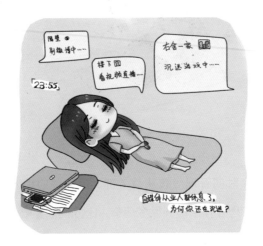

认识影响睡眠的五大因素，轻松掌控睡眠

基因因素

　　有人天生睡眠就好，哪怕环境再差也能倒头就睡；有的人天生睡眠不好，哪怕环境再好，也不容易入眠。有专家表示，基因是导致失眠的因素之一。人们普遍认为自己有失眠问题，它影响着30%的人口。如果几个月内你经常失眠，在一定程度上这是遗传性的，也就是说如果你的父母经常性失眠，你也很可能会患上失眠。

　　在国外，有很多科学家对此进行了研究。

　　其中，荷兰的一支科学团队通过分析比较大量的遗传信息，首次找到了与失眠风险有关的7条基因。他们的研究认为，失眠不仅是心理上的问题，这背后还有生物学的机理原因。在这项研究中，科学家发现MEIS1是与失眠关系最为紧密的基因，这个基因编码了一个转录因子，能够控制与激活其他基因的表达，这会影响人们的睡眠质量。

CRY1基因编码的蛋白决定着人的"清醒"和"睡眠"状态。如果一个人的CRY1基因突变，他的睡眠状态也会随之变化。比如，有的CRY1基因突变者的整个昼夜节律延长了30分钟。

美国科学家对此也进行了研究，他们找了超过47000位来自欧洲、美国和澳大利亚的欧洲血统的人，以及近5000位非洲裔美国人。研究者比较了人的遗传信息与他们平均每晚的睡眠时间。

研究发现，DNA的两个区域与一个人的日常睡眠时间有关。这两个区域影响了睡眠的长度和质量。新的研究表明，人的睡眠模式受到遗传差异的影响。这项研究帮助我们更好地了解了睡眠问题的根源以及与其他疾病的关系。

研究人员还发现，这些基因与抑郁和焦虑也有一定的关系。有些失眠患者认为他们至少会有更多的时间去完成工作，然而科学家们发现，失眠使得他们在学业进步上的机会更小，而且失眠也是导致过早死亡的因素之一。

影响睡眠质量的因素有很多，基因只是一方面。睡眠质量还会受到工作安排和其他社会需求的强烈影响，因而还需要进行大量的个人研究，以分离出遗传基因对于睡眠模式的影响。下面会讲其他因素对睡眠的影响，如饮食、运动等。

饮食因素

专家表明，食物不仅能为身体提供必需的营养，也影响着睡眠。睡眠质量的好坏与获取的食物营养息息相关。如果长期偏食，缺乏某些重要营养元素，也会导致失眠。还有一些食物中的元素会刺激人的神经，让人不易入睡。

比如，人们日常工作加班时经常会喝咖啡，聚会时会喝酒，咖啡和酒都会刺激人体的神经，让大脑保持在活跃状态，不易睡着。如果咖啡喝得太多，就会导致失眠。辣椒、香料和乳制品会造成消化不良，这会导致他们在入睡时身体感觉不适，睡眠质量也会变差。

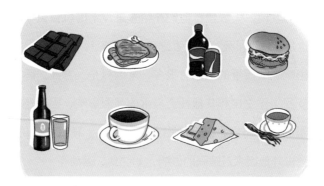

可能导致失眠的食物：

1.巧克力。巧克力的主要成分是可可脂，可可脂中含有可可碱——一种提升人的精神、增强兴奋的物质，它在人体之内能够停留3～5个小时，对睡眠的影响非常大。

2.鸡肉。鸡肉的蛋白质含量比例较高，种类也多，如果在睡前吃大量鸡肉，容易导致人的身体器官更偏向肠胃等消化系统，睡眠质量自然也会比较差。因此，晚餐要注意合理搭配，睡前更不能吃太多不易消化的食物。

3.碳酸饮料。目前市面上的各种碳酸饮料中大都含有二氧化碳、甲苯酸钠，二氧化碳和甲苯酸钠都容易造成肠胃功能紊乱。有些功能性的碳酸饮料中还添加有咖啡因，对睡眠也有一定影响。

4.汉堡。汉堡属于高热量油腻食品，含有大量的脂肪。睡前吃汉堡，会让肠胃分泌过多的酸性物质，容易导致胃酸倒流，胃部产生灼热的感觉，影响人的睡眠状态。

5.酒类。有人觉得，喝酒容易使人醉，这样就能快速入睡，其实不然。人容易产生酒精依赖性，因此需要不断地饮酒才能刺激入眠，这样反而会出现不易入睡、睡眠质量不佳的情况。

6.咖啡。咖啡因会刺激中枢神经系统、心脏和呼吸系统，虽然适量的咖啡因可以缓解肌肉疲劳，但是喝太多咖啡，会让人长时间处于清醒状态，从而导致失眠。

7.干酪。干酪是一种发酵的奶制品，与酸牛奶类似，都是通过发酵制作的。这就导致干酪中含有大量的酪氨酸，酪氨酸可以刺激大脑神经，让人辗转反侧，难以入眠。

8.人参茶。人参茶是中国传统的滋补品，可以大补元气，补脾益肺，但是有些人喝过之后会出现血压升高和睡眠不足的情况。因此，睡眠质量不好的人不推荐在睡前喝人参茶。

晚餐饮食注意事项：

1.晚间不要吃易引起腹胀的食物。如土豆、大豆、红薯、南瓜、香蕉等含有丰富淀粉的食物，上述食物在肠道中发酵后，会产生大量气体，引起胃肠道胀气，影响人们的睡眠。因此，晚餐时要尽量避免吃这类食物。

2.睡前不要吃辛辣食物。大多数的辛辣食物如大蒜、生姜、洋葱、辣椒等，都对肠胃有刺激作用，甚至会造成胃部灼热及消化不良，部分人还会引发心绞痛。所以，这类食物在晚上要尽量少吃。

3.油腻食品对睡眠危害大。睡前吃太多高脂肪的食物会增加肠胃负担，高度刺激肠胃，出现消化不良和腹胀等现象，睡眠自然容易被影响。

对于失眠的人，晚上可以多吃一些果蔬和有助于睡眠的食物，如猪心、大枣、百合、小米、浮小麦、核桃、葵花子等。此外，还要多喝水，补充体内水分，排出有害物质。

运动因素

很多人觉得，晚上运动之后身体乏累，可以帮助睡眠。但是有些人在睡前运动之后，反而会引起失眠。他们在运动后会产生头晕、腹痛以及失眠等症状。晚上运动后失眠是很常见的一种现象。

当然，这里说的是不科学的运动，只要注意运动的形式和时间，科学的运动不失为一种促进睡眠的好方法。睡前运动能减少焦虑情绪，提升体温。但是如果运动不适当，则不利于睡眠。

比如，如果睡前进行剧烈运动，人体会释放更多的肾上腺素和其他激素，刺激细胞的新陈代谢，使人的情绪处于高度亢奋的状态，加上交感神经过度兴奋，会导致失眠；如果运动量过人，超过自身的负荷，会使得体内酸性代谢产物增多，不能及时排出，出现肌肉酸痛甚至肌肉拉伤的情况，同样会导致失眠。

那么，如何避免运动对失眠造成的影响呢？建议如下：

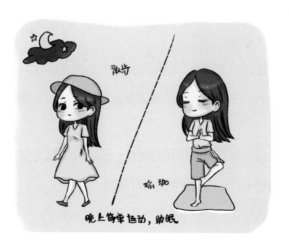

1.降低运动强度。任何事情一旦过量，就会产生反作用，运动也不例外。因此晚上一定要降低运动的强度，建议进行一些

简单的运动，比如散步或者瑜伽，而且时间不宜过长。

2.给身体降温。人的睡眠需要合适的温度，大量运动之后，身体的温度会升高，这样很不利于睡眠。这时可以通过洗澡给身体降温。有研究表明，在你的体温下降的过程中有助于刺激你的睡眠系统。

3.晚上运动后吃点东西。在运动之后吃一些高蛋白或者富含碳水化合物的零食，既可以让你的身体恢复能量，又能够不影响睡眠，同时还不会发胖。这类的食物有很多，不过晚上最方便做法还是吃全麦面包配合花生酱，口感丰富还健康，也可以选择喝杯牛奶或者吃块饼干。

4.将运动时间提前。运动结束时间距离睡眠时间应至少保持在两小时以上。有条件的朋友最好将运动时间安排在上午或下午。

5.注意运动后充分拉伸与放松，消除骨骼肌及韧带的紧张感，为睡眠中身体的恢复创造良好环境。

环境因素

睡眠的环境也是引发失眠的重要因素，特别是卧室周围的环境，如噪音、光线、通风情况、床的舒适感等。而且，每个人都有自己习惯的睡眠环境，一旦到了陌生的环境，一时不能适应，就容易导致失眠。

环境改变是造成失眠比较常见的因素，如外出旅行，在陌生的环境下难以入眠；在医院里，住院环境的嘈杂或病房温度过高、明亮的灯光、不合适的病床及摆设，都可能干扰睡眠；噪声干扰、空气污染等都直接影响环境的舒适度，从而使人产生睡眠障碍；室温的过高或过低、强烈的光线、昆虫的叮咬以及人为干扰，也可能成为失眠的因素。因此，我们需要重视和改善睡眠环境。

1.合适的颜色。选择适当的颜色可以调节人的心情，卧室颜色尽量避免选择晦暗的色彩。暖色调的窗帘、床罩容易使人放松，有助于睡眠。大量研究表明，蓝色能够使人安静，更容易让人进入睡眠状态。

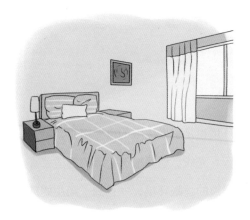

2.合适的光线。在睡觉之前，一定要让卧室尽量保持暗淡，过于强烈的光线会刺激人的眼睛，容易导致失眠。

3.合适的温度。能否快速进入睡眠状态，被窝的温度也很关键。科学研究发现，32℃左右的被窝温度，可以令人快速入睡。因此，在睡前，可用空调调节室内温度，也可以用热水袋、电热毯来调节被窝温度。

4.减少噪音干扰。噪声干扰很难让人入睡。实验证明，噪声超过35分贝时人就难以入睡，40分贝的噪声能惊醒5%睡着的人，70分贝的噪声能惊醒30%的熟睡者。因此，要保证清静的睡眠环境。

5.注意卧室的通风。空气正常的流通对睡眠很重要，睡眠过程中，人体会产生废气，人在憋闷的环境中会吸入废气，也不利于肌肤的呼吸，进而影响睡眠。因此，在睡前要注意开窗通风。

生活习惯

我们在之前讲了饮食、运动和睡眠环境等因素对失眠的影响。其实，不良的生活习惯同样会导致失眠。在生活中，我们应该避免以下这些不良习惯。

1.躺着看书。很多上班族在下班之后习惯躺在床上看书或看电视，许多年轻人认为这是最惬意的休闲方式了，但这种习惯很不健康。躺在床上看书或者看电视，大脑会一直处于紧张状态，即使睡着了，也会被各种各样的梦境所打扰，长期如此，甚至会出现神经衰弱的症状。

2.熬夜。当代人的夜生活太丰富了，哪怕只有一部手机，也能耗费大量的时间。有的人为了玩游戏或看视频，大半夜了还不睡觉，这对于健康和睡眠都有很大的危害。我们要养成健康的作息规律，该睡觉的时候就要按时睡觉。

3.想太多工作上的事情。在睡觉前，要保持身心放松。如果在睡前也一直想白天工作时的事情，会使人的精神处于高度紧绷的状态，神经系统也在超负荷运作，长期这样下去，很容易导致失眠和神经衰弱。因此在睡前，要尽量放空自己，不要想太多事情。

4.睡觉前看刺激的节目。睡觉前应该让自己的身体和情绪都变得平静，在这个时候不要听刺激性的音乐，更不要看情节紧张的电影或者电视剧，不然大脑会长时间处于兴奋状态，不利于入睡。

5.躺在床上玩手机。睡觉前玩手机是很多人的习惯，总想着玩一会儿就睡觉，但是玩的时间越来越长，还没有睡意。有研究表明，电子设备发出的蓝光会显著抑制人体褪黑激素的分泌，让我们不能快速入睡，即使睡着也只是浅睡眠。所以，在睡前，一定要远离手机。

6.在睡前喝太多水。睡前如果喝太多的水，会加重肾的负担，失眠的人水喝多了会总想上厕所，就会睡不好，起夜也很频繁，还容易出现水肿。你可以在白天多补充水分，然而一旦超过下午六点，就应该尽量少吃流质的东西了。

7.不良的入睡习惯。大多数女性都会佩戴首饰，但是如果睡觉时还佩戴首饰，会对身体造成不良影响；不良睡姿也对睡眠质量有影响，睡觉时不要枕着手臂，这样会造成血液循环不畅；女性在睡觉前一定要卸妆，化妆品容易堵塞毛孔，不利于汗液排出，不仅会导致皮肤老化，还会影响睡眠。

养成良好的作息习惯，可以有效改善失眠，并且可以促进睡眠；保持平和的心态，可以改善睡眠质量，调节焦虑紧张的情绪。此外，在睡觉前可以用热水洗脚。脚底有很多人体器官的反射区，用热水洗脚，会使你全身感到放松舒适，有助于睡眠。

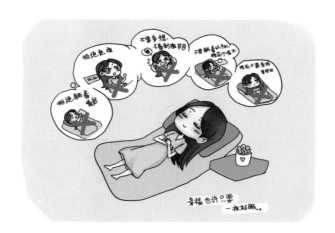

第三章

晚睡是没有勇气
结束今天

安睡，跟这个世界做暂时的告别

不知道你有没有这样的经验，和一家人旅游，逛各种景点，一路拍照过来，玩了一天，到了酒店之后，你能倒头就睡；用了一整天的时间，完成上司交代给你的工作，或者取得阶段性的进展，你这晚也会睡得很快很踏实。因为你觉得今天已经很完美很充实了，应该睡觉了。

我刚上小学的时候，班主任告诉我们第二天要去春游。我当时就特别兴奋，晚上在床上翻来覆去睡不着。但是兴奋劲一过，我会特别开心地挂着微笑入睡，期待第二天的到来。

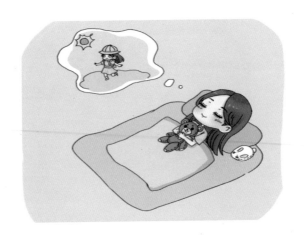

　　这个世界有这样一群人，既没有勇气结束这一天，又对新的一天没有什么企盼。他们努力想让自己这一天变得有意义的时候，依稀觉得应该再做点什么，但又不知道到底要做什么，于是习惯性地拿起手机刷微博、看抖音、玩游戏……

　　一不留神两个小时过去了。内心依然很空虚，就索性再熬半个小时。实在撑不住了，在大脑模糊、身体疲惫、内心空洞的状态下，勉强入睡……

　　有人在微博里坦言："每天的生活重复单调，我既不怀念昨天，也不期待明天，感觉自己很麻木，活得像行尸走肉！"

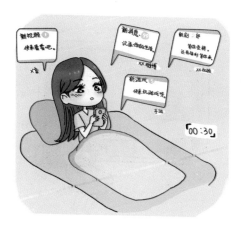

　　要从这种浑浑噩噩的状态里逃脱出来，你需要每天有一段高质量专注的时间。

　　你可以用心写一篇文章，专注地练一个小时字，背几个英语单词；你也可以试着排除干扰，花两个小时全身心地投入到工作；你还可以跟你许久未见的朋友看一场电影，聊一段往事，逛一逛商场……你会觉得今天是有所收获的，你晚上回家的途中就会有一种强烈的充实感。

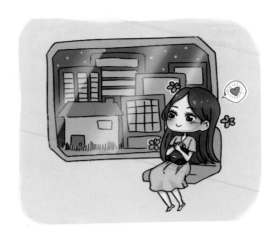

那种充实感会让你感到快乐，当你坐在回家的公交车上，透过车窗看到万家灯火、车水马龙，油然而生的满足感让你连带着靠近第二根肋骨的心脏都跟着微微暖了起来。这种充实和满足的滋味会一直延续到你上床睡觉，伴随你进入梦乡。

80% 的睡眠问题其实是心理问题

　　美国国家统计数据称，至少半数以上的失眠症都是由心理问题引起的，比如抑郁、焦虑、婚姻或者工作的压力，又比如说自己对睡眠存在一些偏差的认知或者是信念。

　　根据我多年的经验，即使一个来访者不认为自己的睡眠问题都是由于心理原因引起的，也有很大的可能性是受到了心理因素的影响。比较吊诡的是，这些心理因素会加重睡眠的问题，而睡眠差又会反过来引起更大的心理压力。

　　在我看来，80%的睡眠问题其实是心理问题。

　　我将从认知与情绪两方面来解读心理因素到底是怎样影响睡眠的。

错误的认知会影响睡眠

1.过高的睡眠期待。不是每个人都能达到理想的睡眠状态，如果你期待过高，就会产生心理落差，感觉自己睡眠差，这样反而影响了睡眠，使睡眠真的变得很差。

2.绝对化、夸大、灾难化思维。有些人一旦睡眠不好或者失眠了就会担忧，害怕得了什么疾病，或者是精神出了问题。其实每个人都会遇到睡眠问题，就像感冒发烧一样，需要用平常心去对待，这样才有助于改善睡眠问题。

3.认为梦有害，而且影响睡眠质量。有人认为做梦是一种不正常的表现，做梦的时候会有各种思维活动，包括情绪反应，觉得这会对人体产生危害，甚至有人误认为多梦就是失眠。这些都是错误的观点，做梦是人类正常的心理活动，它可以对白天接受的各种信息进行整合。

4.怕失眠。我们都知道失眠的痛苦，所以很多人一躺在床上就担心今天是否会失眠，结果过度的担心真的导致失眠了。因为这种担心会让你的大脑变得兴奋，难以进入睡眠状态，越怕失眠，越想入睡，脑细胞就越兴奋，故而就更加容易失眠。

5.觉得睡不够补觉就可以了。睡眠需要有规律，长时间熬夜和补觉，容易导致人体内生物钟紊乱，同时还会干扰大脑的正常工作，不利于身体健康。

各种情绪导致的睡眠问题

人们一些睡眠问题的症状，往往也和心理问题一一对应，尤其是情绪问题，比如早醒的人往往有抑郁的症状；入睡困难往往和焦虑有关；睡眠浅或者容易被惊醒的人，内心存在较多的恐惧；还有一些人即使睡很久，也总是觉得精力不够，则多数是因为压抑了没有表达出来的情绪。

1.抑郁对睡眠的影响。根据国内外精神心理流行病学的调查数据，抑郁症和失眠的同时发生率达98%。

2.焦虑对睡眠的影响。在美国精神医学学会编写的《精神障碍诊断与统计手册》一书中讲道："有焦虑或者担心的个体最容易失眠，倾向于抑制他们感情的个体也是如此。"

3.恐惧对睡眠的影响。童年时期的心理创伤也会导致失眠。

在童年时期，有的人因为遭遇重大变故，导致出现心理创伤，他们害怕夜晚的来临，对于黑暗十分恐惧，不能入睡。在长大之后，情况虽然有所好转，但是仍会失眠。

有这样一个令我印象深刻的小姑娘，她的妈妈是我服务的患者，患有精神疾病。

多年来妈妈因为疾病多次住院，她们的关系也越来越差，妈妈的病情不停地折腾自己，也在折腾她。不发病的时候，妈妈对她控制很严，从找工作到找男朋友，再到穿什么衣服好看，小姑娘都得听她妈妈的，即使不乐意，也无力拒绝。这种不能拒绝也体现在她生活的其他方面，同事交给她一些不属于她的工作内容，她也没有办法回绝。

妈妈发病时经常情绪崩溃，生气的时候还砸她手机，甚至有一次拿刀扬言要砍她。小姑娘情绪也很不正常，引发了严重的失眠，她觉得事情不能再这样下去了，然后就找到了我。那是她第一次接触催眠。

在催眠的引导下，她回到了童年。在一个黑暗的小屋子里，3岁的她一个人蜷缩在小沙发旁边。她感到恐惧无比、深深的悲伤和无助，她觉得好像有一只巨大的怪兽在暗处盯着她，随时要将她吞噬，她浑身都在瑟瑟发抖。

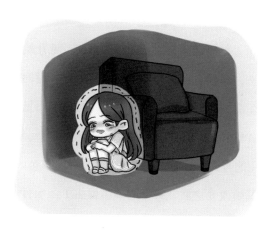

　　那个时候，她的父母离婚，妈妈每天都要上班，于是白天会把她锁在房间里。她觉得是自己不好，是自己的问题，父母才会离婚，妈妈才会把自己锁起来。那个时期的记忆一直深藏在心里。

　　了解到自己的创伤经历，小姑娘开始持续地找我咨询，来我的工作坊一边学习，一边疗愈自己。慢慢地，她开始发现，她不敢拒绝别人的深层原因，是因为害怕拒绝别人之后，会被抛弃；每当遇到困难、感到孤独无助时，她心里产生的压倒性的惊恐和身体止不住的颤抖都是来源于此。以前的很多未被发现的事件和情绪，就像是无数个充满恐惧和期待的孩子，这些内在的小孩会披着成人的面具，在生活中的各个小事件里显现出来。

她开始去细细地体会情绪背后的东西，她开始探寻自己的感受是什么，开始觉察到自己恐惧的背后是对爱的渴望。她慢慢地找回生活的勇气。当再面对妈妈时，她能看见妈妈暴怒的背后也隐藏着很多恐惧与不安，她的内心也同样渴望爱与理解，只是妈妈用的方式让她不喜欢而已。

当小姑娘改变之后，神奇的事情发生了。她有一次鼓起勇气对妈妈说："我知道你是关心我的，但是在某些方面，我有自己喜欢的方式，我想要按照自己的方式去做。如果你有自己喜欢的方式，你按照你的方式来做也很好。"

她原以为她妈妈会跟往常一样发怒，没想到妈妈竟然说："女儿越来越会说话啦。"还拥抱了她一下。

小姑娘发现，原来拒绝可以如此美好。

从此她的失眠也好了。

当然心理因素引发的睡眠问题不是一天形成的。如果你失眠了，不去做改善睡眠的咨询，参与睡眠课程，你还可以做什么呢？

无论今天完美还是不完美，我们都要 let it go

当深夜来临之际，无论这一天是完美还是遗憾，是充实的还是空虚的，我们都已经尽力了，我们不能再拿它怎么样。但是很少有人会对你说："今天已经结束了，我们期待明天吧。"

在中国古代，睡觉是一件很有仪式感的事情。在张艺谋的电影《影》中，子虞和小艾在睡前跪在榻前，静候仆人把垫被铺好，把枕头安顿好，两人凝神片刻，互道晚安后，才各自睡去。

现代人生活的仪式感已经荡然无存，不论是吃饭还是就寝。这样的生活就变得没有节点，一直是连续不断的，当第二天开始的时候，他可能还一直活在前一天的完美里或者遗憾里。

没有把该结束的一天完结的后果是，许多人一直带着昨天、前天的能量负重生活到今天。可想而知，他也没办法过好今天，因为今天还有新的烦恼。就像每一个故事都应该有一个结局，你每天的生活也需要有一个完结的仪式。入睡本身，其实就该是一种仪式。它代表今天应该到此结束，哪怕有遗憾也该结束了。

让我们在睡前对自己说："今天已经结束了，无论今天完美还是不完美，我都要let it go。"

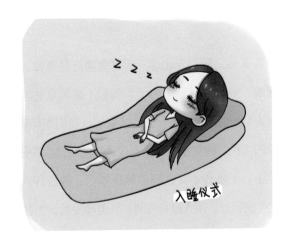

睡眠仪式，给你每天的故事做一个完美 ending

如果睡觉前你还思绪万千，那很难有个安稳的睡眠。即使睡着了，也可能因为头脑兴奋做各种梦而得不到很好的休息。那怎么梳理情绪让自己平静下来呢？最好的办法就是做一个"睡眠仪式"！下面推荐五个仪式，让你每天的故事都有一个完美的ending。

安顿好手机

你可以给你的手机准备一个特定的手机支架或者一个可爱

的床，再或者一个专属的停机坪，睡觉之前调到静音模式。安顿好它，也安顿好自己。天大的事情，等到睡醒之后再处理。习惯睡前看手机的，可以试试换成读一本纸质的书。将手机当作闹钟使用的，可以换一个闹钟，请让它继续做自己的本职工作，给它一个机会，也让自己远离手机。

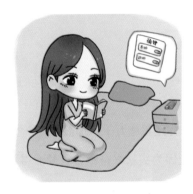

开启香薰

香薰也是一个不错的选择。

每晚入睡之前开启香薰机或点上香薰灯，或者简单地把精油滴在枕边，柔软的光线伴着精油的挥发，可以起到舒眠减压的作用。推荐大家使用薰衣草精油，淡淡的薰衣草香味有帮助睡眠的作用，与马郁兰搭配（4：1）有一定的镇静效果，对重度失眠者有很好的帮助，会令你拥有甜美睡眠。

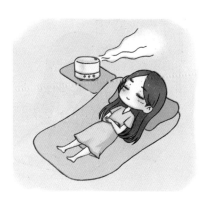

特定的仪式（冥想　祷告）

《圣经》里说："不可含怒到日落"。不要把怒气带到日落之后，一定要在每一个日落之前，解决自己积存的怒火。梳理那些让你生气（焦虑）的事情，挨个处理掉。原则是解决可以解决的事情，接受不可以解决的事情。

本着这个原则，如果有矛盾，就在入睡前和解，要么互相道歉，要么搁置争议。不是所有的事情都是需要马上解决的，需要解决的是我们的情绪。我们常常无法说服对方，也不能认同对方的做法，但是，我们可以把控自己。

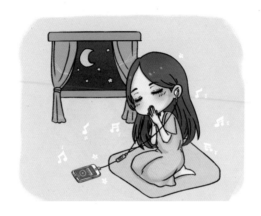

开启一段轻音乐，做6分钟的睡前冥想，放下全身的繁杂，自由冥想，让思绪一点点地慢下来，将所有的杂念都抛在卧室之外。

如果你是个有信仰的人，也可以选择做一段睡前祷告，将所有的心事交托给你的信仰。此刻，你可以安心地进入睡眠。

写日志

我们之所以无法入睡，往往是因为有事情没有做完，但是潜意识又害怕会将它们遗忘。所以，最好的办法就是把没完成和你担忧的事情写下来。用写日记的方式来结束忙乱的一天能产生疗愈的效果。写作也是将大脑清空、预备新的一天到来的好办法。你可以在日志中记录今天的学习收获和工作成果；可以书写明天的计划；还可以描绘你今天的小确幸，什么让你心绪平和，什么让你充满感激。

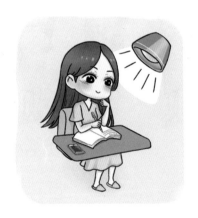

起床仪式：开启新生的每天

起床是每天做的第一件事情：伸一个大大的懒腰，喝一杯温水，对着镜子给自己一个微笑，有条不紊地整理自己的衣物，精心地准备你的妆容，给你的植物浇水，做一个5分钟的冥想，出门前给爱人一个亲吻。这些简单动作和仪式，会带给你一天的好心情。

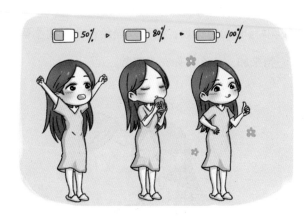

第四章

秒睡的正确打开方式

秒睡热身练习

从本节开始，我们正式进入秒睡训练的前奏：呼吸和自我催眠训练。

我相信很多人最大的愿望就是能够倒头就睡，并且舒舒服服一觉睡到天亮。但你的实际情况是，要么半天睡不着，要么总是睡不醒，好不容易睡着了，第二天醒来之后感觉自己好像睡了个假觉，觉得自己没睡踏实、没精神。

首先，你得有一个正确的观念和态度。秒睡的关键，不单单是在你入睡时做一些特殊的练习，其实你在清醒的时候做了一些什么，已经很大程度决定了你睡眠的好坏。这跟你想要跑马拉松类似，假设你有个计划，想一口气跑完马拉松，但你目前的水平是跑两公里就气喘吁吁、累得不行，那么请你现在就给自己制定足够营养的饮食计划，定期锻炼肌肉力量，并老老实实地做规律的跑步训练，然后赛前还要重视热身练习。

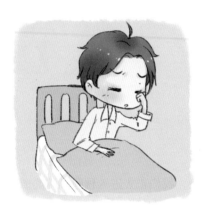

那么想要拥有秒睡的能力，我们平时要训练什么呢？

我挑选出来一个最简单也最重要的练习，把它分享给大家，就是"标准腹式呼吸"练习。

先说为什么这个练习最重要。我在之前讲过，睡眠问题八成以上跟各种心理问题和压力有关，而这个练习是缓解压力最好的办法之一。

简单说一下这个练习的要领：首先是吸气跟呼气，两个动作都需要用嘴巴来进行。记住只是用嘴巴，不是用鼻孔。然后在整个呼气和吸气的过程中，只让自己的腹部隆起，胸部是不需要动的。

怎样做到呢？请大家把一只手放在你的胸部，另一只手放在你的腹部，然后开始慢慢地呼吸，有意识地让自己在吸气和呼气的时候，只有腹部的手随着腹部的隆起和收缩移动，而放在胸前的手是不动的。用这个方式，来保证你的呼吸下沉到腹部。

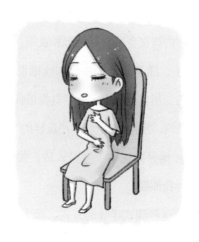

腹式呼吸辅助动作

标准腹式呼吸的引导词：

如果您准备好了，可以找到一个舒服的位置。可以是站着，也可以是坐着，如果想偷懒，躺着也是可以的。现在，允许自己慢慢地闭上眼睛，同时将一只手放在你的胸前，另一只手放在你的腹部。

接下来，用你的嘴巴慢慢地吸气。吸气的时候，你的腹部像一个皮球一样慢慢地隆起，而你放在胸前的手是不动的。等用嘴巴把气吸满之后，再用嘴巴慢慢地把气呼出来。这个时候，你放在腹部的手，会随着腹部瘪下去而移动。

保持这样的呼吸方式，用嘴巴慢慢地吸气，慢慢地吐气。整个过程中，只有你的腹部在反复地隆起和收缩。所以整个过程只有你放在腹部的手，随着腹部的隆起和收缩而移动，而你放在胸前的手是不动的。用自己的手来感觉以保证你的呼吸下沉到腹部，继续慢慢地吸气，慢慢地吐气。（用这样的方式呼吸3分钟）

在你能够自如地保持这种呼吸模式后，接下来，我再教你做一个逆生长的自我催眠。

请你继续保持这种腹式呼吸的方式，接下来在吸气的时候，想象从你的头顶吸进去逆生长的能量。（如果你不能想象和感觉什么是能量，请你想象吸气的时候从你的头顶吸入白色的光）当你呼气的时候，从你的脚底板呼出黑色的能量，或者浊气。带着这样的想象，慢慢地吸气，慢慢地呼气。通过你的一呼一吸，你会感觉你的整个身体变得越来越透亮、清澈，你的整个身体，正在变得越来越放松，越来越轻盈。请你继续保持这样的冥想和呼吸，慢慢地吸气，慢慢地呼气，每一次呼吸，都让你的身体更加轻盈、更加透亮、更加充满能量。

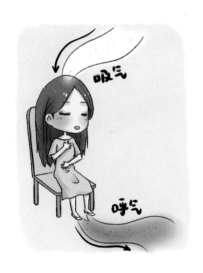

腹式呼吸想象：吸入能量排出浊气

如果你的感觉已经足够好，可以允许自己慢慢地睁开眼睛，伸一个大大的懒腰，然后回到觉醒的状态。

感觉怎么样？是不是觉得身体更加放松、清爽和有活力呢？

这个标准腹式呼吸练习的要点是：一，吸气和呼气必须都用嘴巴来进行，这样可以帮助你吸入更多的氧气；二，注意吸气的时间要比呼气的时间略长，或者至少相等。

　　这个练习虽然简单，但是对情绪和压力有很好的舒缓作用，你可以在任何地点，只要有三五分钟的空档就能开始练习。请记住，这个呼吸和自我催眠练习是秒睡的基本功，如果你希望能够秒睡秒醒、随时逆生长，就多做这个练习吧。

吹气球情绪和压力释放法

　　很多人第一次开始体验呼吸和催眠的时候，会产生一种感受，就是当自己的身体和心灵放松下来，居然有一种控制不住想流泪的冲动，或者莫名其妙已经泪流满面。其实没有关系，这是我们平时承受的压力和积压的情绪太多的原因。我们在"清醒"和警觉的时候，用身体的肌肉控制了这些情绪，不让它们流动。一旦放松，身体就像一个已经蓄满水的海绵，轻轻一捏，水（情绪）就出来了。所以在这里我再补充一个专门释放情绪和压力的练习。我经常在高考考前减压和职场减压的讲座中用到这个练习。

引导词：

找到一个舒服的位置，允许自己闭上眼睛，关注你的呼吸。

慢慢地吸气，慢慢地呼出来……（保持半分钟）然后在呼气的时候想象，有一个情绪和压力的扫描仪，从你的头顶向下，将你的全身扫描个遍。

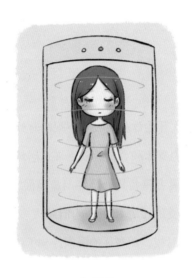

扫描仪

感受一下你身体的某个部位，它是不同的，找到你身体那个感受最明显的部位。看看这个部位是不是有一些紧绷、僵硬，还有一些微微发抖，或者它的温度不一样，有一些麻麻的或者是发凉的感觉，或者是还有一些别的不一样的体验。

如果你在你的整个身体里面找到了感应最大的一个部分，感觉最大的一个点，请你感受一下它。这个地方是在你的头部，是在你的脖子，在你的背部、腹部，还是大腿。

它可以是你身上的任何地方。感受一下你身休的什么部位感觉最明显，而这个感受，它对应一个什么样的情绪或者压力。是愤怒，是恐惧，是焦虑，是担心，是委屈，还是某种说不出来的失望，或者是单纯的压力？

如果你可以，请你为这个部位的感受命名（比如叫它焦虑、无力、悲伤等），如果你已经将这个感受或者压力命名好，请你给这个感受打一个分，0分是完全没有，10分是最大，请默默地给它打一个分。

打好分之后，继续闭上眼睛想象。请你继续体会这种感受，回想它与哪个事件有关。请你回到跟这个情绪相关的事件中。

感受一下，你当时在哪里？跟谁在一起？发生了什么？在那个事件当中什么没有被满足？你已经感受到这种情绪，并且已经准确地命名，而且已经看到与这种情绪相关的事件（假设没有看到任何的画面也是可以的）。

现在请你想象，用你的双手捧起一个气球，把这个气球慢慢地捧到嘴边，把你刚刚感受到的情绪和压力，吹到这个气球里去，不断地把身体的情绪和压力，用力地吹到这个气球里去。

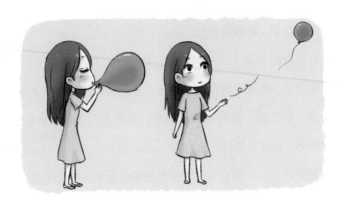

吹气球调整练习

气球越变越大，你会看到气球的表面有一幅画，这个画面是跟你的情绪和压力有关的画面。气球表面的画面会随着气球的变大而变得越来越模糊。

你也许会很惊讶，你有这么多的情绪和压力需要吹出来。请你继续往这个气球里吹气，一直吹，直到你感觉情绪和压力都已经被吹到这个气球里去了……

如果你感觉你所有的情绪和压力都已经被完全吹到这个气球里了，请你想象，用一根小细绳把这个气球拴起来。然后双手一松，"嗖"的一声，这个气球直冲云霄，飞到很远的地方，你的情绪和压力也随着这个气球"嗖"的一声飞到非常遥远的地方。

当你做完这个练习之后，你可以像刚刚那样，再给你的情绪和压力打一个分，看看现在的分数是多少。如果你持续地练习5～8分钟，那关于情绪和压力的分数，会减少3～5分左右。甚至有些人告诉我，他原来脖子肌肉紧张，可以打8分，但做完这个练习之后，他再给脖子打分时只有1分。还有的人在做这个练习之前感觉到头痛有7分，做完这个练习后，头痛居然完全消失。

扫描二维码回复关键词"秒睡"
即可查看本节睡眠引导音频

快速深睡的 798 呼吸法

我听过这样一个笑话，有个人失眠很严重，就去找医生，医生什么方法都用遍了，始终没有什么效果。医生就想，那只有用最原始的方法了，数羊吧。

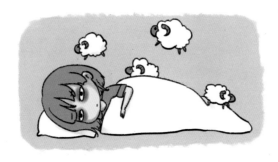

越数羊越睡不着

医生告诉他："你从1数到3000，数到3000就会睡啦，你试一段时间。"

结果过了两周时间，这个病人更加憔悴地找到医生，说："医生啊，我按照你的方法，从一数到1869的时候，我就困得要死了，于是我又冲了一杯咖啡，强打起精神数到了3000，结果又睡不着了！"

那数羊到底对入睡有没有帮助呢？科学证明，根本没有作用，这个人仍然失眠的真实原因是，当他有了一个要数羊数到3000的目标压力时，他的大脑在数数的时候就会不由自主地想：

哎呀我自己数到多少了？

还要数多久呢？

为什么还没有睡着？

现在估计都两点了！

可能他还会想：

如果数完了我还没有睡着怎么办？

接着他又想：

我怎么老睡不着，该死，我数到哪里了？重新数吧！

有没有很熟悉的感觉？许多人都会有这样的经历，到了晚上该就寝的时候，大脑思维仍然非常活跃，脑子里总是各种事情在打转转：

工作任务完不成了呀！

感情一团糟呀！

孩子没管好呀！

卫生纸用完了呀！

越想越停不下来！

大脑思维的规律是，一旦集中思考，想法就会源源不断，并且会越想越兴奋，越来越精神，直接导致你无法进入睡眠第一阶段。这种情况应该怎么办？

别着急，我有办法。既然大脑正忙活着停不下来，我们可不可以让它再多做一个没有压力的任务呢？

大脑会说："可以。"

这个方法叫做798呼吸法。很好记，就是"去酒吧呼吸法"。有些人在自己压力大的时候，就想去泡泡吧，把自己喝个烂醉，以为这样就可以睡了。喝酒有可能会一时放松，却没法真正改善睡眠，而呼吸法不但能放松身心，还能帮助我们快速入睡，有的学员甚至在几个练习循环中倒头就睡了。

那么如何做到呢？

首先来讲解一下这个呼吸法的要领。与前面讲的秒睡热身练习不同，这次吸气的时候，请大家用鼻腔来吸气。

要非常缓慢地吸气，同时在心里默数 7 秒，从 1 数到 7。等你数到 7 的时候，你把气完全地吸入体内。当你吸满后，请你屏住呼吸 9 秒钟，在心里默默地从 1 数到 9。

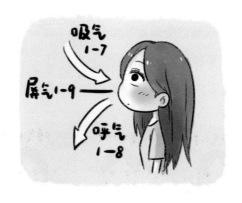

798 呼吸练习示意图

请注意，数到 7 或者数到 9 只是为了让你能够慢慢地吸气和吐气，并且有一定时间屏住你的气息。有人可能说，我数到 3 就没气了。没有关系，你可以稍微数快一点，当你慢慢地掌握这个要领之后，你就可以越数越慢。

如果你说，我数得再快也只能数到 3。你的气这么短，说明你平时非常焦虑，身体长期处于紧绷和应激状态。那你需要做专门的呼吸训练处理，或者再回去好好练习秒睡热身的内容。

　　好，如果你可以做到屏住呼吸 9 秒，那接下来开始慢慢地用嘴巴吐气。在吐气的时候，心里从 1 默数到 8，直到把你的气完全地呼出来。保持这样的呼吸方式，请记住，一定是用鼻腔吸气，屏住，再用嘴巴慢慢地呼出来。用鼻腔慢慢地吸气，屏住，再用嘴巴慢慢地呼出来，每次保持吸气 7 秒，屏住 9 秒，吐气 8 秒。

　　这个呼吸练习，建议大家坐着或者是躺着来体验。

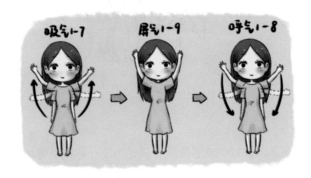

加强版 798 呼吸法示意图

　　有些人练习了一段时间的798呼吸法，但还是不能入睡，那么可以运用798呼吸法的加强版。

　　加强版要配合双手的动作，在吸气的时候，让自己的两只手随着吸气的过程慢慢地抬起来，直到最后举过头顶，当气吸满的时候，这两只手也已经举过头顶。

当你屏气的时候，继续保持双手在头顶高举的姿势 9 秒，而当你呼气的时候，随着呼气的过程，让自己的双手从高举的姿势慢慢地放下来。等你的气全部呼出来之后，你的双手也回到了自然下垂的位置。

这个练习同样是可以坐着和躺着来体验和练习的。

如果你是躺着来体验，那当你把气吸满的时候，可以让你的双手停留在最高的位置，当你屏气的时候，保持在那个最高的位置，然后当你呼气的时候，手慢慢地返回到你的身体两侧。

这个798呼吸法，我经常用在高三考前减压的讲座中。我也经常给一些晚上睡不着觉的分裂症患者布置这个练习，他们通常可以很快入睡。

促进秒睡的伸展运动

　　我在临床和咨询工作中也会教导一些肢体的伸展运动，帮助来访者更好地入睡。

哈他瑜伽的桥式

　　当你躺到床上的时候（先要看看你的床单会不会让你滑倒），可以按照下面的步骤来做：

　　1.我们要仰卧，曲双膝，双脚掌与盆骨同宽，一定要踩稳，膝盖朝向脚趾方向，双手臂自然放于身体两侧，掌心向下。

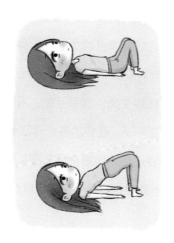

桥式练习法

2.动作摆好后，我们深吸气，收腹，用脚后跟发力，将臀部、腰椎、胸椎一节一节地抬离地面。要将你的意识放在你每一个脊椎骨上，想象你的脊柱像一根美丽灵活的珍珠项链，你的每一个脊椎骨都是一颗颗美丽圆润高贵的小珍珠，把动作放慢，一颗一颗去感受、去珍惜。一直推到最高点，不要有腰椎的挤压感。（小细节：大腿内侧收紧，双肩很自然下沉，双手有意识地推地，不要给颈椎压力。）你可以试着保持5个呼吸，如果刚开始保持不了，也没关系，重要的是可以试着把呼吸放慢，好好感受自己的一呼一吸。

3.再次呼气，将你的身体依次缓慢地还原，想象你美丽的小珍珠一颗一颗复原，好好享受这个过程。做完之后，瞬间就放松舒缓了，如果你觉得舒服，还可以再来几次呢！如果你喜欢，还可以再次把小腿屈膝交叉，双手互抱，身体就好像一个大皮球，你可以左右摇摆一下，让你的整个背部都放松。

注意：练习的要点是，注意身体要跟随呼吸去做，动作可以不标准，但一定不能屏息，要时刻保持自然顺畅的呼吸。

抱膝式

运用抱膝的动作能够增加腿部与全身的柔软度，身体也能够借此感觉更放松，有助于快速入睡。

1.双脚曲折，让双手抱膝，保持不动约10秒钟，双脚再放下。反复收起抱膝，运动骨盆肌。

2.慢慢地将两只手从腿中间抱住你的脚掌。尽量使用手部的力量将下半身往下压动，这一动作坚持10秒即可。

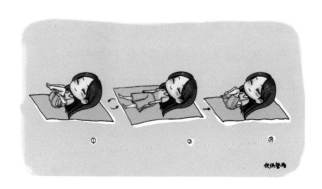

半桥式

把被子垫在腰臀下面，双腿弯曲，双脚踩在床上，肩膀抵住床面，坚持3~5分钟。这样可以促进腹部的血液循环，使身体由内向外都舒适放松。身体舒适，心情也跟着放松，这才是进入好睡眠的关键。

动作要领如下：

1.平躺在地面上，双腿弯曲，双脚踩在地面上，两只脚打开一肩宽，手心向下扶住地面。

2.摆好姿势后，臀部收紧，尾骨离开地面尽量向上抬起，同时手指在背后十指交叉抓握，手臂伸直，肩胛骨收紧。

3.呼吸五次后，再将脚跟抬起来，尽可能地抬高，保持肩、背、腰、臀、腿的收紧，直到坚持不住了再慢慢放下来。

一直要练到腰腹和大腿内侧有明显的温热感觉为止。这个体式无论男女都可以练习。

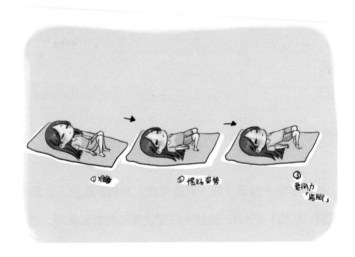

如何增加深度睡眠时间，不再睡假觉

　　不知道大家是否有这样的体验，明明自己睡了一宿，还睡了很长时间，但是第二天仍然晕晕乎乎，感觉精力不济，注意力也不能集中，感觉像睡了一个假觉。根本原因就是你的深度睡眠时间太少。

　　科学家将人类的睡眠周期分为非快速眼动睡眠期（它包括浅睡期、轻睡期、中睡期和深睡期4期）和快速眼动睡眠期，一整晚大约要经历5～6个这样的睡眠周期。有研究表明，占整个睡眠时间大约55%的浅睡期和轻睡期，对解除疲劳作用很小，只有进入深睡眠状态（也就是说到了中睡期与深睡期），才对消除疲劳、恢复精力、免疫抗病等起到至关重要的作用。然而这种深度睡眠，只占整个睡眠时间的25%。如果能有效缩短入睡时间，更快地从浅睡期进入到深度睡眠，并且维持更久的深睡时间，你的睡眠质量就会大幅度提高。

上两节内容我分享了如何快速入睡，现在我们来探索怎样最大限度地增加深度睡眠时间。众所周知，睡眠受"生物钟"的影响，而影响生物钟最重要的两个因素是，体温节律和褪黑激素的分泌。

当体温升高，脑波频率通常也比较高，人往往感到清醒。而体温降低时，则会感到困乏、疲劳。一般人们的体温在早晨开始升高，在下午开始降低，然后又开始升高，直到晚上。在晚上，体温达到最高点（大多数人在那时也很活跃）。然后，体温开始下降，在凌晨4点达到最低点。人的体温并不是恒定的，而是随着时间的不同围绕着37℃升降，温差最大可达2℃。如果一个人的体温温差不够大，或者被其他事搞乱了，就极有可能入睡困难，并且难以睡深。那么如何有效地提高体温温差呢？其实很简单。一个方法是运动，锻炼可以令你的体温峰值处于一个更高水平，并让你感到精力充沛，当你的体温峰值处于较高值，那么你的体温也能下降得更快更低，它能促使你睡得更沉，中途不醒；另一个方法则是晒太阳，因为太阳浴不但影响温度节律，还影响褪黑激素的分泌。

最后附上一段我为读者们定制的增加深睡时间的引导：

接下来的这段内容可以帮助你美美地一觉睡到天亮，同时调动你细胞的记忆和潜意识的超强能力，让你越睡越年轻。

准备好了吗？

请你找到一个让自己舒服的姿势，允许自己慢慢地闭上眼睛，享受你闭上眼睛时舒服的感觉。请你开始关注你的呼吸，慢慢地吸气，慢慢地呼气。吸气的时候，想象你吸入所有清新的氧气，让你的身体越来越轻松。呼气的时候，想象你所有的情绪、烦恼、压力都从你的身体慢慢地排出体外。

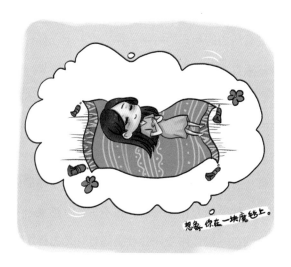

想象你在一块魔毯上。

现在，我需要你想象你躺在一张神奇的魔毯上，当你继续开始呼吸的时候，整张魔毯会带着你往更年轻的时候慢慢地移动过去。你每一次呼吸都会让这张飞毯缓慢地移动，它会带着你穿梭时空，慢慢地回到你年轻的时候。请你想一想，在哪个年龄阶段，你觉得自己是最年轻、精力最旺盛、活力最佳的状态。你会发现，随着你的每一次呼吸和这张魔毯的移动，你的身体也随着年龄的变小而越变越年轻。它会出现相应的变化，你的所有的器官、所有的系统都在越变越年轻。包括你的呼吸系统、消化系统、循环系统、神经系统、泌尿系统，你的每一个系统，每一个器官，都开始越来越年轻。你发现你的每一个细胞都在变回到年轻的状态。当你发现自己已经达到最理想、最年轻、最有活力的状态的时候，你感觉一下，你在哪里？在做什么？你来看看你的皮肤，摸摸你的心跳，感受一下你的听觉、视觉、触觉，它们都出现了哪些相应的改变，这些改变都是因为你的整个身体、整个系统、所有的器官、所有的细胞都已经到达了你最年轻的状态、最有活力的状态。当你整个身心都达到这种状态的时候，你来感受一下，想象在你最佳的年轻状态的时候，你的精力和体力是怎样不一样？感受一下你在做什么？你跟谁在一起？你或许会看到你当时是怎样饮食、怎样运动、怎样高效地学习和工作，你也会看到自己在保持怎样的饮食、运动和作息的情况，保证自己一直处在这种年轻的状态、最佳的状态。你看到自己做的最棒的事情就是在身体感觉到疲惫之前，感觉到需要休息和补充能量之前，能够做一些逆生长的自我催眠和睡眠训练。还有，你会在合适的时间上床休息，当你上床休息的时候，你看到自己，像现在这样躺在这张神奇的魔毯上。

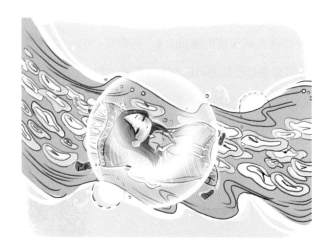

你发现这张魔毯开始出现一个白色的能量光圈，这个白色的能量光圈像一个气泡，把你的整个身体都环绕进去了。白色的能量包围了你的全身，你感觉到身体越来越放松，越来越放

松。你感觉到你身体的每一个小小的细胞都被白色的能量包围。你的每一个细胞都放松了，整个身体仿佛像一片羽毛一样，轻轻地飘起来，仿佛没有了重量，整个身体无比的放松和轻松。等一下，我会从1数到10。我每数一个数字，你放松和舒适的感觉就会加倍。等我数到10的时候，你可以允许自己进入甜美的梦乡。1，你的身心越来越放松；2，你的身体在一个年轻的状态，越来越放松下来；3，身体变得轻盈；4，心情变得愉悦；5，你感觉不到任何的力气和重量；6，整个身体好像要消失一般；7，你开始进入到深度的睡眠；8，你会安心的一觉睡到天亮；9，你非常好奇自己到底可以有多舒服和放松。当我数到10的时候，你可以完全放松地进入梦乡，并且在明天合适的时候，你会自己醒来。好，10。

扫描二维码回复关键词"秒睡"
即可查看本节睡眠引导音频

如何在睡醒后立马神清气爽

　　我们已经学习了怎样获得一个更高质量、更长时间的深度睡眠，以及如何在自我催眠中有效植入逆生长的元素。那如果在美美的一觉醒来之后就马上可以有一个神清气爽的状态就更完美了。

　　不知道大家有没有这样的经验，就是当你正熟睡的时候，如果突然被弄醒了，其实是非常不舒服的，还有的人在周末的早上想睡懒觉，一觉睡到中午，但是起来的时候居然还觉得累。这到底是为什么？原因在于你没有在对的睡眠阶段醒来。

　　人的每一个睡眠周期结束时，人体的生理状态和清醒时的状态最接近，因此，我们如果能在这个阶段醒过来，就会觉得比较清爽。我们要根据个人的实际情况来调整合适的睡醒时间。

有人可能会说，我的作息太不规律了，经常要加班到很晚，没办法控制入睡的时间，我还有救吗？

当然有救！我问一下大家，不管你在哪个阶段，你被怎样唤醒的时候，心里会美美的呢？有人曾经回答我说，被钱砸醒的时候心里会美美的！每天被钱砸醒的概率太低，但如果你醒来时，可以闻到一些美好的气味，它能帮你更容易清醒过来。

所以有些芳香疗法的老师会推荐你使用一些帮助清醒头脑的薄荷精油或者推荐你闻菊花、桂花的香气等。我设计了一个自我催眠练习，不需要大家带精油或者带一束花，也能达到很好的促醒效果，我把它命名为果香自然唤醒法。

自然唤醒法 1：水果冥想引导

大家如果已经找到一个安静舒适的环境，可以慢慢闭上眼睛。

我邀请你想一想，在你的生活经验中，当你闻到、品尝到什么样的水果时，会觉得神清气爽或者是感到美好呢？

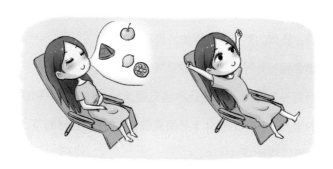

水果冥想

是橙子、苹果、菠萝，还是葡萄、芒果或者蜜瓜？请你想象你就站在一个无比大的水果店里面，这里面有你能想象到的所有的水果。

想象你所喜欢的水果就在你的面前。请你在里面拿起一个你最喜欢的水果，慢慢地闻一闻这个水果。请你开始深深地呼吸，当你吸气的时候，这个水果的果香从你的鼻孔飘进来，想象这个水果的香味，从你的鼻孔扑鼻而来。

香味浸透你的全身，唤醒你身体的每一个细胞，你感觉到你的细胞非常清爽和愉悦，同时想象你的嘴巴也在品尝着这个水果。

这种美好的味道，通过你的口腔、你的舌头、你的齿间、你的味蕾，逐渐传递到你身体的每一个细胞，它会唤醒你全身的细胞，让你的整个身体更加清爽和愉悦。

请你慢慢地呼吸，慢慢地吸气，慢慢地呼气。

而每一次呼吸，都会让你感觉到这种美好的果香和味道沁入你的全身，让你的身体十分清爽愉悦。（保持这样的节奏和过程，你可以持续3到5分钟。）

当你觉得足够好的时候，可以允许自己慢慢地睁开眼睛，伸一个懒腰。

当你伸出这个懒腰的时候，你的身心瞬间变得更加清爽和愉悦。以后不论在任何时候被唤醒，你只要深深地吸气，并且伸一个懒腰，就会像现在一样闻到和品尝到你最喜欢的水果的味道，你的身心就会像现在一样的清爽愉悦。

你只需要在醒来后，深深地吸气并且伸一个懒腰，就会立刻神清气爽！

补充提示：这个自我催眠练习也可以在白天困倦需要提神时使用。在练习的过程中要注意，你选择一个自己最喜欢的水果就好了，不用想象着一堆水果来做练习，有的人想着一大堆水果就开始纠结，我到底先吃哪个，这样就会影响催眠效果。

自然唤醒法2：爱的抚摸冥想引导

拥有好睡眠的意义是你会以怎样的方式觉醒和行动。一日之计在于晨，不管你承不承认，我们睁开眼睛时的心情好坏，有时候会影响一天的状态和效率。所以睡醒时的状态非常值得我们花更多的时间来调整。

上一个练习的果香自然唤醒法，是运用你的嗅觉和味觉，来催化身体对水果的记忆，引发清爽和愉悦的感觉，达到唤醒后立刻神清气爽的作用。但不同的人有不同的优势感觉通道，有人嗅觉敏锐，有的人对声音或者触觉敏感。

所以这节唤醒的内容，我来教你一个需要运用听觉和触觉的自我催眠法，让你在早上醒来时身心愉悦。

首先我想问问大家，当你听到什么声音的时候会觉得清爽愉悦？是爱人呼唤你的声音，还是雨滴声、海浪声，或是风吹树叶的声音？

在练习的初期，大家可以把这些声音找到，然后用你的手机或者是电脑一边播放，一边来做自我催眠练习。我在这里用雨滴的声音来做背景和资源，带领大家做这个自我催眠练习。

引导词：

（播放雨滴的音乐）

请大家找到一个舒服的姿势，允许自己慢慢地闭上眼睛。

同时，你听到淅淅沥沥的雨滴声，雨滴仿佛是在你神经上弹奏的清脆音符，欢快地传递着大自然爱的讯息。

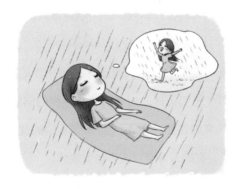

自然唤醒法

继续聆听这大自然的弹奏，一边听着淅淅沥沥的雨滴声，一边关注你的呼吸。放慢你吸气和呼气的速度，同时思绪和记忆把你带回到你曾经一次非常愉快的淋雨经历。

它不是那种会黏在你身上的毛毛细雨，也不是会把你浇到透心凉的瓢泼大雨。最有可能，它是一次轻快的阵雨，雨滴很大，比较稀疏，啪啪地打在你的脸上，打在你的身上。

你感觉特别舒服。你全身的细胞都被这一场凉爽的雨水唤醒。你整个身体的细胞都非常愉悦、轻快、清爽。

请你继续做三个大大的深呼吸，每一次呼吸，这种愉悦的感觉，这种被唤醒的感觉，就更加强烈，每一次呼吸，这种清爽的感觉就更加强烈。

你巴不得马上就睁开眼睛，在雨中撒欢儿似的奔跑，那就请你睁开眼睛，用惊叹的、喜悦的、大大的眼睛去感受这个清爽美好的世界，感受你体内有一股强烈的冲动。

推动你的身体要去做些什么？也许你并不知道这件事情具体是什么？但是你清楚地感觉这会是一件让你兴奋和有成就感的事情，你的精神顿时焕然一新。

你决定现在就起床，去看看你要做的到底是什么！

这个自我催眠练习有两种使用方式，一种是在刚睡醒时做，一种是在睡前或者白天的时候练习。然后在入睡前给自己一个小小的自我暗示，这个暗示是这样的："明天我会在6点30分的时候准时起来，在起来的时候会我会听到淅淅沥沥的雨滴声，我会被一场欢快的雨唤醒，我的身体和头脑会被大自然的爱激活，我会马上清醒和有活力！"

注意：这个练习大家也可以用自己喜欢的其他声音和场景，比如你喜欢爱人呼唤你的名字，用情话把你唤醒，你可以暗示自己在醒来的时候就听到爱人的声音，并且感觉爱人的声音像一只温柔的手在抚摸你的身体，让你身体的细胞在甜蜜中苏醒；你也可以用海浪的声音，同时想象自己走在海边，海水漫过你的脚背，让你全身清爽愉悦。总之你可以尽情地发挥自己的想象力。

藏地五仪式

五仪式是一种提升你的能量及身体活力的工具。建议你依循描述的顺序练习，而动作需与呼吸配合。在早晨练习，五仪式会使身体温暖，激活体内能量，让你充满活力地完成当天的活动。在当天早上之后的时间练习，你可以用它们来重新调整和振作自己。哪怕你每天只投入几分钟时间来练习五仪式，它也会以很多很多倍的幸福感偿还你。

开始时每个动作做3~5次，然后每天增加一次，直到每个动作最多做21次。增加次数视每个人的身体状况而定，首先要让自己身体感觉舒服。请注意，开始时每个动作做的次数要少，慢慢递增，这样你就不会过分拉伸肌肉，让身体容易适应。

即使每一个动作只做几次，也会对你大有裨益。五仪式是有氧运动，他们会伸展和强化你的身体。为了应对可能出现的任何阻力（头晕、不想做的借口、疼痛等），你可以减少重复次数和减慢动作的速度。"感觉更好"是你从宇宙带给自己的礼物。

仪式1

仪式1的物理目的是为了同步、加速体内的7个脉轮，从而创造更大的平衡和接地感。

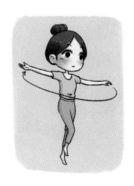

仪式 1

说明：

1.深而慢地呼吸。站立张开双臂：左手掌心朝上，右手掌心朝下。

2.选择一个焦点来帮助平衡。缓慢地顺时针方向转圈，同时协调你的呼吸。转圈时确保双脚同时移动，而不是旋转。

建议：

允许自己感到晕眩，并超越它。控制你的运动速度和重复次数以减低眩晕的程度。

仪式2

仪式2的生理目的是强化和伸展你的腿、胃和颈部肌肉。

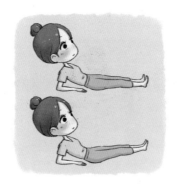

仪式 2

说明：

1.平躺在地板上，面部朝天，双臂放在身体两侧，手心向下。

2.吸气，同时抬起头，用下巴去贴近胸部，同时抬起双腿到垂直位置，保持双膝伸直。

3.呼气，并同时慢慢降低你的头部和双腿。

4.完全释放你身体的紧张，然后重复。

建议：

1.保持你的下背部压向地面。

2.如果需要更多的支撑，可把你的手心向下，放在你的臀部下。

3.在从容和不会拉伤的情况下，双腿抬得越高越好。当肌肉不断被伸展和变得更强时，动作会随之而改善。

4.可转动和弯曲双脚，增加伸展。

仪式3

仪式3的生理目的是为了强化和伸展腹部肌肉。

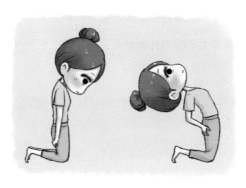

仪式 3

说明：

1.双膝跪在地板上，上身直立，低头下巴紧贴胸部，脚趾蜷下，双手放松，手掌心轻轻贴于大腿外侧。

2.保持下半身不动。吸气，向后旋转你的肩膀并挤压两边肩胛骨使其接近。双臂移近臀部，把双手放在臀部下。脊椎后弯，同时头部和颈部慢慢往后仰，达到最大限度，此时双手往内压以支撑身体。

3.呼气，回到起始位置，下巴紧贴胸部，手掌心贴着大腿外侧，肩部略往前收。

建议：

1.增加你的背部支撑，可以把你的手放在你的腰部，而不是你的臀部。

2.如果卷曲你的脚趾不舒服，让你的脚伸直。

3.在你的能力范围内开展动作，慢慢地、轻轻地移动。

仪式4

仪式4的生理目的是为了强化和伸展肩部和腹部肌肉。

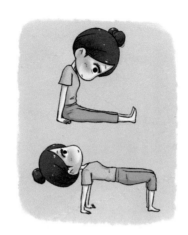

仪式4

说明：

1.坐在地板上，两腿在你面前伸直，双脚与胯部同宽，双手沿着大腿，手指向前，手心向下撑地，低头下巴紧贴胸部。

2.吸气，头向后仰达最大限度，双臂挺直，双手和双腿不动，弯曲膝盖，身体撑起，助推骨盆向上，并且使上身和大腿平行于地面。

3.呼气，同时返回到起始位置，下巴紧贴胸部。

仪式5

仪式5的生理目的是为了伸展肩胛骨和三头肌。

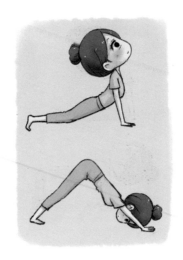

仪式 5

说明：

1.俯卧在地板，脚趾蜷下，双腿分开与肩同宽。把双手放在肩膀下方，手指指向前方。腹部稍微从地面上升。保持你的胳膊和腿伸直，你的脖子和背部拱起。

2.吸气，同时提高你的骨盆成倒V体位。保持你的胳膊和腿伸直，低头。

3.呼气，同时返回到起始位置。继续让你的胳膊和腿伸直，同时降低骨盆。

建议：

1.在倒V的体位，推动脚跟尽量贴到地板，加深你的伸展。

2.在倒V的体位，保持脊柱和头在一条直线上。

3.拉伸，让臀部朝天花板。

4.如果触地不舒服，加大地板与骨盆的距离。

如你的身体有何状况，请谨慎进行，并咨询你的医生。

希望自己早上醒来就立马神清气爽的人还可以在起床后做两件事情：

第一，立即喝一大杯水。

第二，立即打开窗帘或百叶窗。

扫描二维码回复关键词"秒睡"
即可查看本节睡眠引导音频

改造睡眠装备，就能提高睡眠质量

　　要想改善睡眠，不免要提到睡具。人的一生有三分之一的时间是在床上度过的，如果人的寿命按100岁来算，睡眠8个小时，一年365天，一生睡眠时间大约292000小时，约合12166.66667天。人一生这么长的时间都用来睡觉了，因此我们一定要认真对待我们的卧室和床等装备。

　　首先是卧室。我们可以不娱乐、不旅行、不开车，但一定要有个地方睡觉。我们要像爱护车一样呵护睡觉的地方。卧室不宜过大，故宫皇帝的养心殿才10多平方米，并不是皇帝住不起大的卧室，而是这样的设置更有利于"养气"，更利于保健身体。我们的卧室面积以10～20㎡为宜，最佳面积为

15～18㎡，理想的最佳长宽比为4：3，如4.8m×3.6m，面积约为17.3㎡。

其次是舒适的床。如果床不合适，你睡眠再好，都会很不舒服；而一旦睡眠不好，不合适的床又会加重失眠，就更睡不着了。舒适的床和卧具，能减少睡眠干扰，增加睡眠时间。

床的大小要根据卧房的面积而定，一般10㎡以下的卧室适宜使用1.2米以下的床，10～20㎡的卧室适宜1.5米的床，20㎡以上的卧室适宜使用1.8米以上的床。根据需求不同配备不同宽度的床，建议：单人房，1.5m×2m的床；双人房，1.8m×2m的床。皮质的床可以增加人的睡眠质量。卧室最好以白色和草绿色为主色调，能给人一种清新、淡雅、浪漫的感觉。眼镜和装饰品尽量放在抽屉里，让床头柜显得干净利落。

床垫的选择也很重要。如果在某天早上起来的时候，发现自己腰背酸痛，浑身不适，在排除其他身体问题的情况下，那么就得考虑是否是床垫带来的影响。

有研究指出，人体睡眠质量的高低和床垫有关。适合自己的床垫能够很好地促进睡眠、有益身体健康。

床垫要根据自己的情况选择。有的人习惯了用软床垫，突然遇上硬床板，就会辗转反侧，还是要根据自己的睡眠习惯而定。床垫过硬，侧身睡的话，容易将手脚压麻压疼；而床垫过软的话，全身肌肉受力不均，第二天会感觉全身疲乏，也同样不舒服，所以可以选择软硬适中的床垫。

频繁失眠患者可以选择竹原纤维床垫，因为频繁失眠患者以腰部疼痛患者和轻睡眠的老年人为主，这类失眠人群就要选择硬一点的床垫，可以舒展筋骨，让腰部达到一种平衡的状态，这样身体才会舒服。如果床垫过软，就不容易翻身，疼痛也会加剧。

此外，枕头的选择也很重要。枕头在我们睡觉时可以起到支撑头部和颈椎的作用，选择一个好的枕头，不仅能让头部和脖子得到放松，睡眠更好，还可以预防颈椎病。如果脖子在睡眠中没有得到很好的放松，一直处在紧张状态，就会落枕，早上起来转动不灵，还会很痛，这是一种慢性的肌肉劳损。

卧室窗帘选用厚实的面料可以遮光隔音，窗帘厚一点可以隔绝窗外的噪音、灯光，让入睡更舒适，不会被吵醒。

建议选择双面丝绒麻面料，手感细腻柔软舒适。棉麻绣花纱还可以给居家生活增加一丝生机，搭配精湛的鲁绣工艺，让窗帘精美别致，更具优质的遮光效果，遮光度达到86%以上，不管正面还是反面都能给你带来独特的视觉感受，也让室内空间更加清爽，让你的小家不再沉闷，为你的小家注入一丝新鲜的活力。

你也许还需要一个眼罩，遮住光的同时让自己的睡眠质量增加。

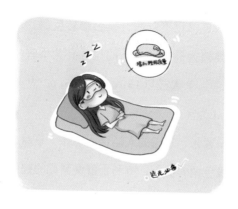

眼罩可以选择全棉亲肤的面料，柔软舒适无异味，皮肤接触无任何刺激，生物着色色牢度高，常规洗涤不掉色，里料优质，采用人造皮革，透气性好。有的还采用了物理发热技术，热度均匀持久，强大的温控定时功能，随心定时调控温度，有效缓解学习、办公、上网等用眼过度而引起的眼部疲劳，缓解神经，怡情养性，具有促进睡眠的神奇功效，外套和内胆可拆分清洗，干净卫生，环保健康。

此外，卧室要尽量保持简洁干净，卧室内不要摆放绿色植物、鲜花，也不要摆放太多的饰物壁画一类，以免过分刺激影响睡眠。营造干净舒适的睡眠环境可以让你的睡眠质量得到提高，进而让身体保持在更佳状态。

同时，睡眠好坏与被褥也有很大关系。因为被褥直接和人体接触，如果感觉不舒适，就会辗转反侧，难以入眠。被子的选择以纯棉为最佳，被子的尺寸宜大不宜小。过小，睡眠中容易受凉。单人被以150cm×215cm为宜，双人被以200cm×230cm为宜。

情绪容易紧张、焦虑的人适合用嫩绿、草绿、橄榄绿、青绿、墨绿等浅色调的被子，有利于舒缓紧绷的神经，使心境保持安静平和，有助于夜晚的安眠，改善情绪不稳定造成的失眠。

暖色调的被子，例如橘色，会给人温暖的感觉，老年人的居室适合用橘色、橘黄色、浅橘色等橘色的被子，有利于保持心情愉快，有助于睡眠，改善头痛、失眠等症状。

冷色调的被子，例如蓝色是最冷的色彩，让人容易联想起广阔的天空和海洋，给人一种镇静而安详的感觉。高血压、心脏病患者适合用天蓝、宝蓝、藏蓝、深蓝等蓝色的被子，有利于维持正常的血压和脉搏，经常用脑的白领人士也适合蓝色的被子，可以舒缓工作的焦虑，有助于睡眠。

锻炼自己的睡眠生物钟

只要定时了，钟表到时就会响，而我们的身体也有这样的时钟，我们称为生物钟。它是我们身体之中一种无形的时钟，是由生物体内的时间结构序所决定的。

一天二十四小时，白天和黑夜的光照变化有固定的周期，地球上几乎所有的生物为了适应这种周期变化，在体内形成了一套调节生理和行为活动的模式，人类也不例外。

由于人体生物钟的变化，人类在不同时间段的精力是不同的：

早上8-11点。一天之计在于晨，这一段时间是创造性思维活动的最佳时间，我们一天的工作重心应该在此时间段完成。除此之外，这段时间人们对疼痛最不敏感，因此也是去治疗牙病的最佳时间。

中午11-12点。这一段时间，人们的头脑最清醒，可以用来开会讨论问题，做出决策。

下午12-2点。中午是人们一天最快乐的时候，此时可以开展商业社交活动。

下午2-4点。人体开始进入精神疲惫阶段，容易困倦，可以进行午休或者读一些有趣的书籍。

傍晚4-6点。此时，人体再次进入兴奋期，思维比较活跃，可以做一些比较重要的工作。

傍晚5-7点。在这一段时间，人体的体温达到了一天的顶点，比较适宜做一些运动，可以帮助睡眠。

晚上7-10点。家人可以在一起讨论一些家庭问题，也可以用来读书学习。

晚上11-12点。人体各个器官活动开始变慢，是进入睡眠的最佳时间。

在知晓自身生物钟的运作规律之后，我们应该适当地安排自己的工作和睡眠时间，在合适的时间做合适的事情。人类适应了这个生物节律，才能保证良好的睡眠和工作效率。我们要特别重视睡眠的规律，因为你的睡眠习惯，关系到你第二天的精力和工作状态。如果人体的昼夜节律被打乱，你的正常代谢就会出现问题，然后引发疾病。

研究发现，睡眠生物钟紊乱会引发很多问题，最常见的问题就是倒时差。经常去国外出差的人会有体会，到了一个不同时差的地方，刚开始有多痛苦——失眠、注意力减退、协调能力变差、认知能力降低、情绪波动、胃口变差……

据一项针对5000多名美国空乘人员进行的研究显示，空乘人员患某些癌症的概率高于平均值。研究人员说，这可能是昼夜生物钟紊乱、睡眠不足和居家及工作时间不规律等众多因素所导致。

研究表明，当生物钟紊乱的时候，不宜长期通过闹钟来调整作息，这样会带来很大的副作用，因为这一行为本身就违背了人体生物钟的规律。合理的做法是，养成良好的早睡早起的好习惯。习惯一旦形成，就会按时自然觉醒。我们可以尝试改变我们的生物钟来适应生活。

那么，睡眠生物钟如何调整呢？建议如下：

1.睡眠生物钟调整方法。我们可以根据自己所需要的睡眠时间和工作性质锻炼生物钟。觉醒时间一旦确定，就将闹钟设在这个点上。当睡眠达到一定时间，大脑就会发出指令，告诉自己该起床了。这样，即使在不加任何有意识的控制的情况下，到该醒的时候也自然会醒。最初，在这个时间点上醒来会比较困难，久而久之就会逐渐适应，形成适合自己的睡眠生物钟。

2.坚持锻炼是快速调节生物钟最好的方法。通常人们在进行了高强度的训练之后都会觉得困，并且身体很疲劳，所以如果你的生物钟不调，就可以采取多运动的方法，一方面可以帮助你锻炼身体，另一方面可以帮你调节身体内在的不适，这个训练是很合算的。

3.维生素调整。生物钟的正常运转也离不开微量元素的支持，所以补充流失的微量元素对于调整生物钟也很重要。微量元素中以维生素B、维生素C最为重要，可以多吃富含这类维生素的食物，也可以去药店适当购买维生素片进行补充。

4.通过药物调整睡眠生物钟。如果你不能锻炼自己的睡眠生物钟，可以采用药物治疗的方式来调整自己的生物钟。但是药物不能长期服用，否则容易对药物产生依赖，所以在治疗睡眠紊乱的问题上，应尽量避免使用西药。

掌握正确睡姿，舒服入睡

　　白天我们在外边忙忙碌碌，晚上回到家，一身的疲劳。特别是加班回来，大家最想做的就是躺在床上好好休息一下，睡个好觉。但是你们知道吗？不正确的睡姿在一定程度上影响你的睡眠质量。

错误的睡姿

　　1.不能趴着睡。人在睡熟之后，趴着睡会压迫心脏，也不利于胃部消化，还会影响呼吸；如果长期压迫脸部和手臂，会导致血液循环不畅，使脸部和手臂麻木酸痛。

2.不要蜷着睡。蜷着身体容易使身体的血流不通畅，使全身得不到放松，这样时间长了容易失眠。

3.不要侧着睡。这里的侧着睡主要是指朝左睡，因为心脏在左侧，朝左睡就会压迫自己的心脏，阻碍血液循环。习惯左侧卧的人会很容易做噩梦，影响睡眠质量。

4.不要枕手睡眠。长期枕着自己的手入睡对手的伤害非常大。如果长时间压在自己的手臂上，就会严重阻碍手臂的血液循环。

那么究竟采用什么样的睡姿才能舒服入睡呢？

正确的睡姿

1.仰卧。仰卧不会压迫身体脏腑器官，对脊椎的负担也比较小，身体比较舒展，可以达到放松的效果，容易进入睡眠状态。

2.侧卧。侧卧分为左侧卧和右侧卧。左侧卧容易对心脏造成压迫，因此，右侧卧是比较好的睡姿。在古代，右侧卧又被称为狮子王卧，得到了养生家们的普遍认同。

3.折叠胎儿式。像胎儿在母体中那样蜷缩着，在保持这种姿势时，不仅所有的肌肉都处于放松状态，大脑也是充沛放松的。这也是为什么人们疲倦时会尽可能地蹲下，就是因为这样是最接近胎儿的姿势的。

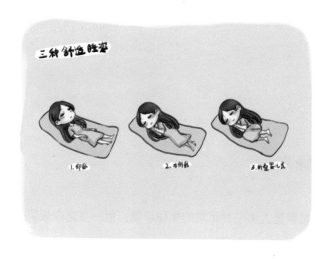

不过，任何一种睡姿都不宜长期使用，应经常更换。

如何避免多梦和噩梦

失眠多梦

　　做梦是人类一种正常的生理现象，但一夜之中频繁做梦则是一件令人烦恼的事情。多梦的人，睡醒之后会有一种疲惫感，导致白天精神不振。不少多梦的人也伴随着失眠的问题，难以获得正常睡眠，并有头晕、健忘等表现。

　　很多原因都会引起多梦，比如精神压力大、情绪高亢、情绪低落、恐惧、焦虑、烦闷等，而环境改变、噪音、光和空气污染等周围环境也会导致多梦。此外，晚饭吃得太饱、喝酒和喝咖啡等习惯也是造成多梦的因素。

要预防多梦，建议如下：

1.多吃清淡而富含蛋白质、维生素的食品。

2.晚餐不宜过饱，少喝酒、茶和碳酸饮料，睡前不要用刺激脑部神经的凉水洗头，生活有规律，按时睡觉，不要躺在床上看手机。

3.睡前自我调节。睡前做一些自我的调节以及心理暗示等活动，比如数绵羊等自我催眠活动，这些都是积极的心理暗示，会让我们的身心和精神得到很大程度的放松。

4.限制白天的睡眠。白天如果经常睡的话，就会影响晚上的睡眠，正常人晚上至少要休息7个小时，白天要少睡一点，留给晚上充足的睡眠时间。

5.保持乐观心态。生活中，我们会遇到很多产生压力的事情，哪怕是要睡觉了，心里还装着各种事情，多了就容易失眠。所以白天的时候一定要主动给自己减压，主动改善情绪。

6.平时可以使用一些含有眠纳多宁、卵磷脂的保健食品，它们可以帮助人体更好地调节神经功能，改善睡眠状态。

经常做噩梦 ....

　　我们都做过噩梦，在梦中会经历各种让我们感到恐惧的事情。被人追着跑，想要呼救却怎么都发不出声；当众出丑，所有的人都在笑你，让你感到无地自容；甚至还会梦见死亡，在即将死亡的那刻惊醒，直到醒来你都心有余悸。

　　一个跟我学习了很久的学员告诉我，她在晚上睡觉的时候会做很多很多的梦，有的时候是被什么人或怪物追杀，只能拼命地逃，脚却沉重得迈不动，恨不得自己能飞起来；有的时候，梦见自己在不停地找回家的路，什么交通工具都用上了，火车、公交车、轮船，甚至科幻电影里的自动驾驶的小型客运车辆都出现过。

　　惊醒的时候才发现，自己已泪流满面，她感觉自己是在不停地逃避着什么，又或者是在不停地想要回到有安全感的家里。

　　在参加睡眠工作坊之后，她的梦境慢慢地发生了变化。

　　她每天晚上做梦的次数减少了，虽然有时候还会梦到被怪兽追，但是她不再惶惶然地只知道逃避。她会找工具、找方法，通过跟别人合作来应对这件事情，比如像人猿泰山一样荡秋千，用滑翔伞之类的东西去逃跑。明知自己恐高，但是梦里去多高的地方都不怕了。有的时候还会梦到和闺蜜出去玩，醒来以后，嘴角还挂着开心的微笑。她不再视梦为洪水猛兽，只当自己多了一段时间出去游玩或者在做角色扮演的游戏。

经常做噩梦跟平时的生活息息相关，精神压力大、过度劳累的时候都会做噩梦。虽然噩梦是虚幻的，是一场虚惊，醒来一切风平浪静，但长期做噩梦会影响我们的精神状态，进而影响身体健康。

经常做噩梦很有可能是一些病症的预兆：

1.心脏病。专家研究发现，噩梦增多与某些心脏病有重要的关联，心脏病患者往往都会出现呼吸不畅的状况，呼吸不畅会导致大脑缺氧，进而会出现做噩梦的情况。

2.低血糖。冬季夜晚是低血糖的高发期，如果出现在凌晨出汗、心慌、做噩梦，第二天精神萎靡，感觉没睡好这些情况，就需要警惕自己是否患上低血糖。

3.帕金森病。如果在夜晚睡眠过程中，出现因噩梦而大声喊叫、哭泣、乱打乱踢等现象，那么这一类人患帕金森病的概率比常人要大得多。

4.睡眠呼吸暂停。在睡觉的时候，如果经常做噩梦，梦到溺水、无法呼吸，那么很有可能是呼吸系统出现了问题，最好到医院进行检查。

5.焦虑、抑郁。研究发现，患焦虑症、抑郁症的人经常会做噩梦，平均每周至少做4次以上的噩梦，他们患上精神类疾病的概率比正常人高出几倍。

要预防噩梦，建议如下：

1.晚上尽量不要吃得过饱，六分饱最好。

2.尽量不要把手放在胸口或者肚子上面。

3.注意睡觉姿势，养成侧卧的习惯。

4.尽量不要盖很重的被子。

5.当你被噩梦吓醒的时候，你可以起来喝杯水，缓解噩梦带来的紧张感。

在日常饮食方面，建议不要太过油腻。食物还是以蔬菜水果、鱼肉蛋奶为主食。经常做噩梦的因素有不少是心理的，如果对你造成很大困扰，影响到工作和生活，建议寻求心理咨询师或者睡眠医生的专业支持。

第五章

自我催眠解决睡眠问题

催眠治疗失眠的优势

《中国失眠障碍诊断和治疗指南》中关于"失眠障碍治疗"的一节将"心理治疗"放在"药物治疗"和"物理治疗"内容的前面，并且在心理治疗中推荐了"催眠治疗"，部分原文如下："催眠疗法可以增加患者放松的深度，并通过放松和想象的方法，减少与焦虑的先占观念有关的过度担忧，以及交感神经兴奋……经过专业人士训练的患者，可以独立实施该疗法。"

这里举一个案例。

在我的众多来访者当中，有个小有名气的程序员。理科生的理性思维让他对催眠抱有一定的怀疑态度。但高强度的工作，让他压力过大，几乎每晚都睡不好觉，满脑子都是代码，闭上眼睛还在想框架结构。他尝试过很多缓解或者治疗失眠的办法，都不能起到什么作用。他告诉我，最严重的时候，他不能看到一点光，不能听到一丁点噪音，以至于需要戴着眼罩和耳塞睡觉。

助眠药他也吃了不少，甚至还喝了专治女性更年期的静心口服液，结果还是睡不好。后来他抱着试一试的态度，参加了一次我的催眠沙龙。在现场的引导下，我看到了他内心的恐惧和来自童年的创伤。我先帮他处理了情绪的问题，而后五分钟不到，就听到了他的打鼾声……

他说，至少三年没有睡得这么舒服了。然后他马上就报名了我的催眠课程。现在，他不仅可以让自己睡得好，还可以帮助其他同事快速入睡。

这个案例说明，催眠可以在生理和心理层面同时起作用，也说明催眠疗法经过专业训练是可以自己实施的。这就意味着我们可以通过学习自我催眠改善睡眠状况。

我在接待失眠的来访者时，除了直接用催眠、呼吸、家庭治疗等一些心理治疗技术帮助他们处理失眠背后的原因外，还会教给他们一些自我催眠的方法。在下面的文章中，我将把这些自我催眠技巧教授给你。

不过基于很多人对催眠的误会和偏见，我有必要先科普下催眠是什么，为什么催眠能够改善睡眠，然后我会讲解白我催眠的步骤、需要注意的关键点，并给出我认为最简单、最有效的自我催眠引导词供大家练习。

什么是催眠

作为一名临床心理工作者，我经常会被问及："到底什么是催眠？"

不同的人对催眠的理解不一样。同样是催眠治疗师，因为学习的系统、跟随的老师和自己的理解不同，他们对催眠的解释也会有些区别。

大脑影像学研究显示，催眠状态是一种有别于清醒与睡眠的特殊意识状态。从这点上讲，催眠状态是人类的一种自然状态，不是超能力，也不是幻术。处于催眠状态中的人十分专注，也十分放松。这同时也是一种高度受暗示性的状态。此时，被催眠者会对他人的暗示和诱导，在知觉、记忆以及控制中做出相应的反应。

如果你将完全清醒看作是白色，熟睡和昏迷是黑色的话，那催眠状态就是介于白色和黑色的广阔灰色地带。这是一种有无尽可能和资源的地带。催眠是通往潜意识的桥梁。

不是所有的催眠都是通过催眠师引导或暗示进行的，人们自己也可以在某些特定的环境中，通过自我暗示的方法进入催眠状态。

凡是单调、重复、刻板的刺激，都能让人进入催眠状态，这是人的正常反应。比如，在长途驾驶过程中，单调的汽车马达声很容易让司机进入催眠状态，容易发生事故，因此公路两旁会设置一些醒目的标志，或者将公路修成弯道，避免司机进入催眠状态；另外，当你全身心地投入于电影大片、手机游戏或者迷人风景中时，你便已经处于一种被催眠的状态了，即便周围有一定强度的干扰，你也很难察觉到。

人们也可以进行自我催眠，通过自己的思维资源进行自我强化、自我教育和自我疗愈。实际上，人类自我催眠暗示的历史由来已久，如祈祷、宗教仪式、印度的瑜伽术等都是以不同的形式来进行自我催眠。

正向的催眠对我们的心理具有积极的作用，人们可以通过催眠给自己一个积极的暗示，并且对身体健康也有很大帮助。在催眠状态下，人们可以进行自我正向调节与控制，在内心催眠出强大的力量，实现个人的巨大进步。

催眠可以应用的领域：

1.潜能开发：增强记忆力、演讲能力、阅读能力、运动能力、觉察能力。

2.自我完善：自我积极暗示，如成功、健康、富有等。

3.消除恐惧：如封闭空间恐惧、广场恐惧、飞行恐惧、惧水、惧物等。

4.消除负向情绪：如焦虑、沮丧、惊慌失措、创伤后压力失调等。

5.商务应用：人际关系、时间管理、负面思考、工作狂、控制倾向。

6.美容养生：美容、美体、减重、养生。

7.行为矫正：结巴、吸大拇指、尿床、担心迟到、咬指甲、过分强制行为等。

8.瘾症消除：网瘾、酗药、酗酒、吸烟等。

9.辅助疾病治疗：止痛、改进躯体功能、提高免疫功能和性能力等。

催眠是秒睡最好的方法之一

　　虽然催眠不等同于睡眠，但是催眠无疑是秒睡最好的方法之一。相对于吃安眠药来说，催眠是完全绿色的一种促眠的方式。那催眠是如何来促进睡眠的呢？在这里我们有必要了解一下不同情况下的脑电波状态。

　　1957年，科学家德门特和克莱曼通过记录脑电图分别出睡眠的四个不同阶段。处于紧张状态下，大脑产生的是β波；当身体放松，大脑思维活跃的时候，出现的是α波；当睡意蒙眬时，脑电波就变成θ波；进入深睡时，则变成δ波。

　　人之所以会进入催眠状态是因为单调重复的刺激影响了大脑的睡眠中枢。脑电图显示，在清醒时，人的脑波处于β波段；

刚刚进入催眠时，脑电图处于 α 波段；随着催眠程度的加深，脑电波的活动越来越低，进入深度催眠阶段，脑电波就进入了 θ 波段，此时的频率变得很低，为4～7Hz；在更深的催眠状态下，人体脑电波也会有 δ 波的出现。在 θ 波段，语言暗示和直接刺激物会引起 α 波的恢复和加强。催眠结束后，脑电波又会恢复到 α 波和 β 波。

由此可见，催眠状态下人的脑电波会接近入睡前和深睡眠状态下人的脑电波。催眠技术（包括自我催眠）可以非常快速有效地让大脑进入类睡眠状态，并且催眠状态的生理、心理和行为可以通过诱导直接过渡到睡眠状态。这便是催眠为什么能够让人快速入睡和深睡的原理。因为在催眠中会出现"时间扭曲"（即时间拉长或缩短的心理感知），所以我们经常会说，催眠引导下的30分钟睡眠能抵得上平时3个小时的睡眠，这一点也不夸张。

自我催眠的三个步骤

既然催眠能帮我们进入睡眠状态，那么在家如何进行自我催眠呢？其实，没那么复杂，我把催眠简化为三个步骤：诱导与深化、整合与处理和自我唤醒。

诱导及深化

催眠诱导的定义：

催眠师通过不同形式的引导，使得受试者进入催眠状态的过程，称为催眠诱导。

催眠深化的定义：

催眠师通过不同形式的引导，使受试者从较浅的催眠状态进入到更深的催眠状态的过程，叫做催眠深化。

自我催眠诱导和深化，其实就是成为自己的催眠师，通过自我暗示的内部无声的语言来对自己进行诱导及深化。打个比方，你以前需要找按摩师给你做"马杀鸡"，现在你是自己的按摩师，可以给自己做心灵SPA。

催眠诱导和深化是一个连续的过程。为了帮助大家更好地理解，我们分开来练习。

催眠诱导的方法有上千种，在这里介绍一下我认为最简单易学和方便操作的三种方法：

1.眼皮胶黏诱导

躺在床上或者坐在椅子上，让眼睛慢慢地合上。当你眼睛合上的时候，请你想象你的眼皮被一股强力的胶水紧紧地黏在一起，等一下你可以试着睁开眼睛，你能够感到眼部肌肉还能够动，可是眼皮太沉重怎么努力也无法张开。

过一会儿，你在心里默数123，每数出一个数字你要在心里暗示"胶水"的黏性越来越强，你的眼皮紧紧地黏在一起密不透风。当你数到3的时候，你可以尝试睁开眼睛，但是你没有办法睁开。你的眼皮已经被无形的黏胶黏在一起了。在你反复尝试仍无法睁开后，可以停止尝试，让眼睛和眼皮彻底放松，静静享受眼睛闭着的舒服感觉……

备注：眼皮胶黏法比较特殊，因为要闭上眼睛体验，建议先看完整个诱导的文字，自己再闭上眼睛，进行自我暗示。如果眼睛一直睁不开，也不需要紧张，只需要给自己暗示："我从3倒数到1，这个催眠就会被解除，然后给自己暗示：'3，2，1，催眠解除，我可以睁开眼睛啦！'"这样就可以解除催眠。眼皮是一个人最易被催眠控制的身体部位之一，所以用眼皮胶黏的方法来体验自我催眠成功率比较高，可以给自我催眠建立良好的信心。

2.字典气球诱导

请你以站立的姿势，脚后跟并拢，脚掌微微分开。双手平举胸前，左手掌朝上，右手掌朝左并竖起拇指，然后自我暗示：

请想象你的左手掌上放着一本厚厚的大词典，你的左手感觉到越来越沉重。

想象你的右手拇指绑着一个巨大的氢气球，这颗气球拉着你的右手大拇指逐渐往上飘浮，你的整个右手感觉会越来越轻，越举越高。

如果你想象的画面不清楚，可以假装真的有一本英汉大词典捧在你的左手掌上，真的有一颗氢气球绑在你的右手拇指上。所以你的左手会越来越重，不断往下掉，而右手则越来越轻，越举越高。

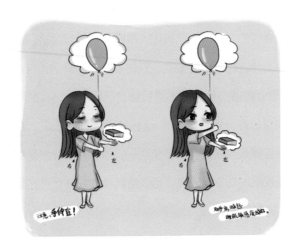

经过两分钟后，你会感觉双手已经有了明显差距。

现在，让你的双手固定在这个位置，睁开眼睛，看看你的双手的距离有多远。

备注：你的双手的距离越远，你的自我催眠敏感度越好。

3.眼睛凝视法

请你用最舒服的姿势坐在椅子上或者躺在床上，双手放好。

舒展一下身体，然后做一个长长的呼吸，让身体放松下来。

保持深呼吸，每一次的呼吸都让你进入更深沉、更放松、更舒服的状态。你可以一边深呼吸，一边在心里对自己暗示："我什么都不必想，什么都不用想了，我很快就会进入很放松、很舒服的状态。"

现在，请你睁开眼睛，看着前方的墙壁（如果是躺在床上则是看着天花板）。在正中央找到一个点，让你的目光像两束激光一样注视着那个点，集中你所有的注意力盯着它。

在你注视那一点的时候，你发现自己的思绪开始安顿下来，你可以清晰地觉察到心中升起的每一个念头，并且你整个人越来越安静，你感觉到这些念头越来越少。

现在，你的身体更加放松了，你的呼吸也变得越来越缓慢。接下来，你开始感觉到眼皮一点一点变得越来越沉重。

你的意识会渐渐进入一种恍惚的状态，你仍然是清醒的，但是有一种宁静的感觉，好像你静静地置身于另外一个时空。

你继续凝视那一个点，忍不住的时候你可以眨眨眼睛，每眨一次眼睛，你的身体就会越放松，眼皮也会越来越沉重。

随着你身体逐渐放松，你的脑子中的想法逐渐消失，你会感觉完全放空了自己，眼皮更加沉重了。

随着眼皮越来越沉重，你可以慢慢闭上眼睛，进入催眠状态了。

备注：这个自我催眠诱导超级棒，可以直接睡过去呢！

接下来我再介绍四种常用的自我催眠深化方法：

1.数数法

引导范例：

如果你想要进入更深的催眠状态，需要继续闭上眼睛，并在心里暗示：

现在我要开始数数（可以自己用嘴数出声音来，也可以自己在心里默数）。

从100开始往前数，每数一个数，我都将感觉更加轻松，更加舒服，并且想象这个数字在自己的脑海里慢慢地越飘越远，越飘越远，最后完全消失。每数一个数字这个数字就在自己的脑海中越飘越远，最后慢慢消失。

好！现在开始数数。

100，放松……飘远……消失……

99，舒服……数字越飘越远……消失了……

98，更加放松……

97，继续向下数，也许数不了一会儿，所有的数字都消失了，那也不用去管它，就让它都消失。

你会发现自己将越数越慢，声音越来越轻，越来越没有力气了，眼皮也渐渐不想动了，你可以允许自己进入到更深的催眠状态了。

2.手臂下降深化法

这种方法简单有效，而且你可以根据自己的节奏来调整。

找个让自己舒服的地方坐下，将自己的右手举过头顶。

接下来，让你的手臂一点一点地放下来，并且进行自我暗示："每放下一点，我的身体和精神都会更加放松、更加自在。"

等到你的手臂完全垂落下来时，你就会进入比现在至少深两倍的催眠状态了。

3.电梯下降法

这也是比较常用的技巧，可以随着不同目的来随机应变，十分有趣。

你可以想象自己置身于一部电梯里，按动电梯的升降按钮后，电梯慢慢开始下降，同时进行自我暗示："电梯每下降一层，我都会更加的放松，进入更深的催眠状态。"你可以设定电梯从一层下降到负十层。每下降一层就数一个数字，从1开始，等数到10，你就会进入非常深的催眠状态。

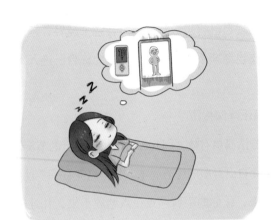

注意：如果是有空间幽闭恐惧症的读者，则需要把乘坐电梯改成下楼梯来操作。

4."情境故事"法

请你保持闭眼，想象自己来到一片美丽的海滩。波涛在沙滩上拍打，阳光和煦温暖，耳边是海鸥的叫声。想象你在这片沙滩上散步，脚趾间塞满了细细的沙土。你每走一步都感到脚又向沙土里深陷了一些，同时也感到自己越来越深地进入了催眠状态。

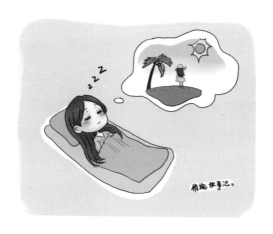

整合与处理

　　当我们通过各种诱导和深化从意识状态慢慢进入到催眠和潜意识活跃的状态时，通常会看到一些画面，我们过往的一些记忆、情绪往往也会被放大，但同时我们的创造力、灵敏度、智慧和自我疗愈的能力也得以增强。我们可以利用这种资源。

　　你可以这样做：

　　当你看到过去的创伤事件的时候，你可以让自己回到事件中去，然后将自己抽离，作为旁观者去看待这个事件。请你像看电影一样看看当时的你在哪里，在做什么，如果现在重新面对这件事，你会怎么做。

如果你有一个具体的问题需要得到解答，比如，你需要瘦身，需要厘清一段纠缠的关系，需要决定该不该换一份工作。你可以带着这个问题去潜意识的空间，并且想象这是一个充满神奇魔法和宝物的空间。在这个空间里，你可以找到三件礼物。它们可以是实体的物品或非实体的品质，也可以是任何资源和能量，请你把这三件礼物好好地保存在自己的身体和潜意识当中，并且想象看到未来的自己是如何运用这些品质和资源处理问题的。

通过催眠做处理和整合，你将会收获意想不到的神奇效果。

如何从催眠中直接进入睡眠状态？

我们可以从催眠中直接切换到睡眠状态，帮助自己在放松舒适的状态下安然入睡。你可以用以下两个方式诱导自己进入睡眠。

直接暗示：现在，我的身体已经非常轻盈，思绪已经逐渐模糊，大脑停止思考，所有的器官都缓慢下来，我可以听到自己呼吸的声音。此刻，我可以安然地入睡了，我将拥有一晚高质量的睡眠。

间接暗示：现在，周围的一切声音我都听不到了，光线开始变得暗下来，房间温暖而安全，所有的一切都变得轻柔，我像是躺在一朵巨大的棉花里一样。放松，放松，我可以让自己平静下来，我的每一个细胞都开始安顿和休息，我可以像个婴儿一样安睡。此刻，全世界好梦。

自我唤醒

催眠唤醒的定义：

催眠唤醒是让催眠受术者从催眠状态回到清醒状态。其做法很简单，主要有心理唤醒和生理刺激唤醒两种方式。自我催眠唤醒，主要是心理唤醒。

我们需要进行自我暗示："在催眠状态下，我所感受到的一切都会深深地印刻在我的脑海中，我能够随时回想起来，并且从中得到了很大的启发和帮助。"这样做可以让我们下一次进行自我催眠时更快更深地进入催眠状态，并从中得到更大的收获。

结束自我催眠的引导词：

我会在明天早上自然地醒来，醒来之后我感到身体非常轻松，头脑也更加清醒。（这个心锚可以重复三遍）当从5倒数到1的时候，我就能够从催眠状态醒来，睁开眼睛回到现实。

5，缓缓醒来，感到身心非常舒服。

4，越来越清醒了。

3，我的内心越来越平静和安详。

2，我觉得浑身充满了力量。

1，当我准备好时，可以轻轻睁开眼睛。

备注：睁开眼睛后，可以揉揉你的双眼，揉揉耳朵，擦擦脸，做几个深呼吸，让身体摇晃摇晃，就会完全清醒了。

扫描二维码回复关键词"秒睡"
即可查看本节睡眠引导音频

自我催眠的四大要素

通过上一节我们已经了解了自我催眠的三个步骤和实施办法，相当于有了入门级的功夫。要更加快速和有效地进行自我催眠，还需掌握催眠的四个关键要素。

自我催眠的四个要素：放松、呼吸、想象、暗示。

我们分别用一些练习来体会。

放松

我们通常的策略是先用身体上的放松来达成精神上的放松。

有一个十分简单并且好操作的放松法叫做渐进式放松练习。

　　一般传统教授的放松练习只会简单地告诉你，从头部到脚趾头，一个部分一个部分地让自己放松。但是有些人会有问题，他们全身很多地方的肌肉都已经处在一个比较紧绷的状态，不知道如何放松了。

　　肌肉已经很紧张了，不知道怎么放松，那应该怎么办呢？有一个方法，就是你可以先让自己的肌肉紧张起来，再让自己放松，这样你放松的感觉会更明显一些。比方说，你先把自己的拳头攥紧，然后松开，把自己的脚趾头往下扣紧，然后再松开，把自己的牙关咬紧，再松开。先用这样的练习来感受身体的紧张和放松，当你练习得足够多的时候，就可以从头部开始来做渐进式放松练习。

　　渐进式放松练习引导词：

　　请你闭上眼睛，先把注意力集中在自己头部的肌肉。

　　吸气的时候，请你把头部的肌肉拧紧，呼气的时候松开。接下来，吸气的时候把眉毛和眼睛周围的肌肉收紧，呼气的时候慢慢松开。接着是面部的肌肉吸气时收紧，呼气时松开。嘴巴周围的肌肉，吸气，抿紧，呼气，松开。

　　下巴脖子的肌肉，吸气，收紧，呼气，松开。

接下来是肩膀的肌肉，先收紧，再慢慢地松开。

胸腔的肌肉、背部的肌肉，收紧，再松开。

腰部和腹部的肌肉，收紧，再松开。

手臂的肌肉、手掌的肌肉，收紧，再松开。你可以攥起拳头，再慢慢张开手指。

接着是臀部的肌肉，收紧，再松开。

然后是大腿、膝盖、小腿、脚踝，收紧，然后慢慢地松开。最后是脚底板、脚背、脚趾头的肌肉，收紧，再松开。在肌肉缩紧的时候，你可以用脚指头用力地抠住地板，抓住地板，然后在松开的时候感受每一块肌肉，依次松开的感觉。

呼吸

处于压力之下时，大多数人的呼吸是比较浅短的。请大家想象你被野兽追赶时的感觉，想象一下你的工作任务没有完成，但是要跟老板交差时的感觉，你的呼吸是否比较急促、浅短？这种呼吸模式是和焦虑、恐惧、压力状态联系在一起的。做绵长有力、有节奏的深呼吸可以迅速将你带出这种压力状态。深呼吸法是获得放松和进入催眠的最简单的方法之一。

呼吸练习引导词：

请大家找到一个自己觉得安心或者舒适的环境，你可以坐着或者躺着，站着也可以，但是坐着或躺着体验的感受会更好一些。

请大家把注意力放在你的呼吸上，然后开始用鼻腔慢慢地吸气。

吸满之后，用嘴巴轻轻地呼出来，越慢越好，越慢越好。

当你把身体里所有的气都呼出来之后，再进入下一个循环。

用鼻腔缓缓地把气吸入你的鼻腔，让气流通过你的鼻腔完全地进入你的肺部，把气吸得足足的、满满的。

当你吸满之后，就开始用嘴巴缓缓地、均匀地把气呼出来。然后，同时来感受，每一次呼气，你的身体就会更加放松。你就会进入更深的放松，进入更深的催眠状态。

当你把气完全呼出来的时候，请继续用你的鼻腔吸气，吸满。

请大家用自己舒服的节奏，来进行这个循环。

它的要点就是用鼻腔吸气，吸得满满的，然后用嘴巴把气呼出来，呼气的时候，感受身体开始慢慢地放松下来，继续这一个循环。

这个方法看起来非常简单，但是请你用心地练习，练习的关键就是用鼻腔来吸气，然后用嘴巴完全地呼出来，同时感受到身体在放松。

请你用自己的节奏来重复这个循环，你会感觉到每一次吸气和每一次呼气都变得更加绵长。你的节奏会越来越慢，你吸进去的空气和呼出来的空气都会越来越多。当你呼气的时候，你的整个身体就会越来越放松。

你只需要把你的注意力放在你的呼吸上就好了。

接下来，再用你自己的节奏来做三个循环（留出三个呼吸循环的时间）。

非常好，等一会儿，你从3数到1把自己唤醒，然后你会回到当下。

3，我刚刚已经学会用呼吸来帮助自己放松。

2，呼吸是最方便的放松的方法，我们会时时练习。

当数到1的时候，你可以回到现实中来！

1，回来，好，请睁开眼睛。

备注：如果鼻塞的话用嘴巴呼吸也是可以的。

想象

想象是人类特有的心理过程。大脑对真实场景和想象的情形并无二置，所以良好的想象可以帮助人们快速达到某些特定状态。

想象练习引导词：

请大家找到一个放松、舒适的环境，准备好。

请大家找到一个舒服的姿势，坐着或者躺着都是可以的。

好。如果你已经找到一个舒服的姿势，我们开始进行自我引导。

请你静静地坐着或者躺着，像刚刚那样调整你的呼吸。

你可以允许自己慢慢地闭上眼睛。

我很好奇，你是否可以想象到你的脚底下有一朵云。

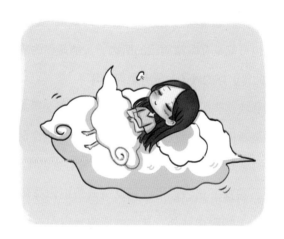

有一朵白色的模糊的云朵。

这朵白云开始从你的脚下沿着你的身体向上浮动起来。

你开始释放你身体的紧张，你想象这朵放松的云彩就像一条毯子一样把你盖住了。

在这云朵下，你开始继续放松。

你开始感受到你身体任何部位的紧张，然后，开始做深呼吸。

同时，去感受你的身体任何部位的紧张，都被这一条柔软的、模糊的、白色的云毯吸出你的身体。

请你继续用这种方式来处理各个部位的紧张，直到你感觉完全放松为止。

你感觉到身体任何部位的紧张，都可以被这朵小小的云毯吸出体外。然后你可以感觉到更小的肌肉紧张，这些更小的肌肉紧张，也可能是你眼睛周围的肌肉，可能是你的嘴巴、你的前额、你的胃、你的脖子，或者是你的背。

继续释放这些肌肉的紧张，让你的肌肉都变得柔软，仿佛这朵云包裹着你的身体。在这个过程中，你可能会很惊讶，原来你身体的很多肌肉都那么紧张，而你却没有意识到。

所以，在这一刻，你可以用这朵云朵把你身体每一个部位的紧张完全地吸出体外，让你的肌肉变得跟这朵云朵一样柔软、一样放松，让你的身体轻盈地好像可以漂浮起来。

当你运用这个方式来吸取你身体的紧张，你同时可以让你的思绪回到孩提时代。

你在玩耍的时候，你很开心地玩耍，非常的愉快，时间似乎就这么溜走了。

在那一刻没有什么比娱乐、比玩耍、比开心更重要。你的思想很集中，你非常开心，而那时候，你的身体是如此美妙、年轻。

可能你在欢笑着奔跑，又或者你跌倒了，你藏起来，或者你爬到什么东西上面。在小时候，你一直玩到累了才停下来，感觉非常好。请让你的思绪回到孩提时代，去享受你的时光，去享受那种愉快的感觉。

你有多久没有让你的心情和身体像你孩提时那样放松愉悦了？你的身体在那时候感觉如何？你真正想做的是什么呢？

我知道，不久后你就需要工作啦，你需要做一些事情，但是没有关系，因为你还可以回来玩儿。只要你每次运用这样的方法，你就叮以让自己的身体非常轻盈和放松，你可以期待再次回来玩游戏。你也会记住你多么喜欢玩耍，多么喜欢放松，多么喜欢运动。你的身体感觉非常好。

不久，你将会回到现在。当然你有自己选择的机会，你想做什么，你想拥有怎样的感觉，这都可以选择。你可能想更多地感受这种愉悦和放松，也可能不会，这都取决于你。

等一会儿，我会从3数到1，当我数到1的时候，你会完全清醒，然后准备去玩。我要开始数数了。

3，你已经学会用想象来放松自己的身体和思绪。

2，你会经常重复这样的练习，因为它可以让你的意识和潜意识更加年轻。

当我数到1的时候，你可以回到现在，完全清醒，并且感觉非常放松和有能量。当我数到1的时候，你可以睁开眼睛，完全清醒，并且感觉非常放松和有能量。

1，你可以睁开眼睛，动一动你的身体，然后调整一下你的呼吸，感觉一下。

暗示

暗示包括语言上的暗示和环境上的暗示。

语言的暗示就是我们前面所提到的诱导和深化的内容。环境的暗示即通过非语言的外部环境，对一个人产生影响。比如机场的候车厅经常是用绿色或者蓝色作为装修的主色调，还布置一些书籍在旁边。这就暗示你，就算飞机晚点，你也可以冷静冷静，可以看看书。

扫描二维码回复关键词"秒睡"
即可查看本节睡眠引导音频

如何寻找专业的催眠治疗师

　　当然，如果有些读者的睡眠问题比较严重，仅仅靠自我催眠练习改善效果有限，这时你可以考虑找一名专业的催眠治疗师来帮助你。

　　普罗大众对催眠师的态度常常是两个极端。要么把催眠治疗师神话，觉得催眠好像能解决任何问题，要么就把催眠治疗师妖魔化，担心催眠师比较邪恶，自己的银行卡密码会被套出，自己内心的阴暗面都被知道……

　　还有人找我催眠是因为他们觉得催眠师能把他直接催睡着，然后一觉醒来之后，什么问题都解决了。这些想法和这些期待，经常让我哭笑不得。

鉴于目前国内心理治疗行业的系统性和规范性较低，找一个专业又合适的催眠治疗师，比找一个合适的恋人还难。那如何寻找呢？我认为需要从三个方面来看：执业资质、专业能力、道德品行。

执业资质

在中国，到目前仍然没有相关法律、证照制度来规范催眠治疗。（在中国的心理咨询和治疗，包括催眠治疗，需要参考和遵守的相关法律是精神卫生法。）在美国，有关催眠的法律很多，但是大多数地区都没有管制催眠的相关法令。

既然国内没有相关立法，我们就缺少一个鉴定的官方标准了。实际上目前默认的在中国有催眠治疗执业资格的专业人士有以下几类：有催眠受训的精神科医师，有催眠受训的心理治疗师，有催眠受训的心理咨询师。除此之外，还有一些有催眠受训的社工人员、护士在医疗场所与合法的心理咨询服务机构会提供催眠服务。比如，我的一些学员是肿瘤科的护士，她们学完催眠方法后就用该技术来帮助肿瘤患者缓解疼痛和压力、促进睡眠、释放情绪。

另外，还有些专科医师也在利用催眠来进行止痛、麻醉，如牙医师、妇产科医师。他们如果经过系统的催眠受训，也是有催眠治疗执业资格的人群。

能力

有资格只能说明一个治疗师从事催眠治疗是否合法，但其实并不等于他有实施有效催眠的能力。在中国比较尴尬的事情是，很多有资格的医生、心理治疗师，因为对催眠的偏见，只学习了简单、基础的催眠（没有系统学习，并没有真正了解催眠的科学原理及作用），或者仅仅参加了某个论坛，就声称自己了解催眠治疗；还有的因为自己并不能运用好催眠这项技术，便声称催眠治疗是无效的，而这些人往往有权威的背景，因此造成了大众对催眠的误会和偏见。

我们通过以下几点来判断一个催眠治疗师的能力：

是否有专业的医学疾病鉴别和评估诊断的能力。（可能这一点就能帮助你筛掉很多不合格的催眠治疗师。）误诊就会耽误治疗，而优秀的催眠师能清楚地做出你的症状指向哪种心理疾病的诊断：是心境障碍、神经症、严重心理问题，还是一般心理问题，需要和哪些疾病和情况区别开来。如果是没有医生背景的催眠师，那么能力就更加重要了。

能否讲清楚催眠治疗的原理和过程。一个专业的催眠师可以用你能理解的方式讲清楚催眠是什么，他将怎样对你进行操作，以及催眠为什么能够对你有所帮助。

除了催眠治疗技术是否还熟悉其他的治疗技术。很多时候睡眠问题是躯体疾病、精神心理疾病的一个症状表现，但不是主因。就算是单纯的失眠，也会有其他心理因素的影响。要恢复良好的睡眠，催眠治疗师仅仅会简单的放松催眠是不够的，他还需要具备处理创伤的能力，需要具备做家庭治疗的能力，需要具备为你做生涯规划的能力，还需要具备教导你人际关系技巧的能力。

是否有自己原创的专业文章、个案记录以及案主反馈。这些内容可以看出治疗师的专业度，也可以间接反映出他接待的个案数量和效果。

另外，这个催眠治疗师的咨询室环境是否舒适，是否会跟你签订知情同意书或者保密协议，治疗费是否明码标价，是否有可以转介的精神科、心理科医院或者其他专科医院，这些方面虽然只是基本要求，但是也体现了该治疗师的规范程度和专业能力。

道德品行

催眠治疗师的品行是最后一点，也是最重要的一点。如果一个催眠师的道德和行为有问题，那么他的催眠技术能力越强，造成的灾难就越严重。这个世界上有一些人十分聪明，学习能力和商业运营能力也很强，但他们却利用"神奇的催眠"来敛财，甚至招摇撞骗。

你可以从很多点判断出一个催眠师是不是个好的催眠师，是不是适合你。以下六点可供参考：

1.催眠师尊重你吗？尊重是一个前提。

2.催眠师以及他工作的地方是否让你觉得舒服自在？

3.催眠过程中允许你录音吗？允许录音说明治疗师对自己的治疗能力的自信。录音一方面可以保护你在治疗过程中的安全，另一方面你也可以在治疗后重听治疗录音，得到更多的启发。

4.催眠过程中允许你的亲友来陪伴吗？有自己信任的亲友的陪伴可以增加你的安全感。好的治疗师会乐意。

5.愿不愿意教你自我催眠？催眠治疗结束后，好的治疗师会教给你一些自我催眠的方法。

6.会不会担保你的失眠问题几次治疗会好？如果催眠师很明确告诉你一两次就会好，你就要小心了。我在网络上看到一些催眠师声称他的学生都能做到一两次催眠就让抑郁症患者痊愈，让我感叹万分。人心复杂，任何心理状况都有很多变数，治疗效果取决于咨访关系、来询者的改变意愿度、来询者的资源和支持系统、催眠师技术能力等诸多因素，"没有保证"才是真实的答案，虽然这个答案不讨人喜欢。

选择好的催眠治疗师，要做好以下功课：多了解催眠师的专业背景，多打听催眠师的名声，多观察催眠师的人品。然后，相信你自己的直觉！

第六章

高阶秒睡秘诀：不同场景下入睡

如何在通勤过程中秒睡

现代都市中的职场男女上下班通勤的时间相当长，所以很多人不知道怎么打发时间。在地铁、公交、出租车上的时候，大多数人做的最多的事情就是刷手机，要么玩游戏，要么点评朋友圈、看新闻，或者购物，还有的会利用这些时间听听英语。

我其实不建议大家刷手机或者是购物，因为手机阅读会消耗你的注意力，购物需要你做决策，这会消耗你的意志力，这些东西是精力管理中的稀缺资源，都是我们要在工作中去格外珍惜保存的。我以为那在通勤过程中条件允许的情况下，小睡一会儿是一个不错的选择。

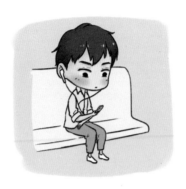

　　大家首先要做的是估计下你上下班单程通勤的时间是多少，半个小时、一个小时还是两个小时，然后设定合适的睡眠时间。

　　如果通勤时间在半个小时左右，建议睡眠时间设定为25分钟；通勤时间在一个小时左右，睡眠时间设定为45分钟以内。有同学问："那我通勤时间需要两个小时呢？我睡多久？"如果是白天，建议还是45分钟。这里的通勤也包括大家在动车、高铁或者飞机上的情况。另外补充一点，在公交和地铁上小睡时，请抓好你的包包，保证好自己物品的安全。如果通勤时间三个小时呢？那建议你搬家或者换个工作吧。

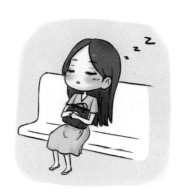

通勤过程中的睡眠引导词：

请调整你的坐姿，不建议是趴着睡，你可以仰面躺着或者是侧卧。如果有条件的话，侧卧是比较好的一个姿势。然后你可以做三个深深的腹式呼吸（这个在前面你已经学会），标准腹式呼吸需要你用嘴巴来吸气与呼气，并且整个过程是用你的腹部来呼吸，胸腔是不动的。

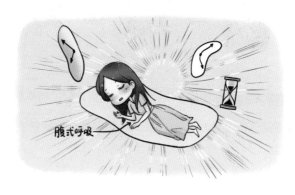

请你慢慢地闭上眼睛，继续关注你的呼吸。

你听到机车或者飞机轰鸣的声音，你感觉到自己的身体在随着座椅的轻微颠簸而摇晃。

你开始感到有些放松和疲倦。

继续慢慢地吸气和呼气。

你可以想象自己登上了一班时光列车或者时空穿梭机，这一班时光列车或时空穿梭机正在载着你往过去的时间飞过去。

你的年龄随着时光列车或时空穿梭机的移动正在一天一天变小，同时你惊奇地发现自己好像随着每一次呼吸都变得更加年轻。

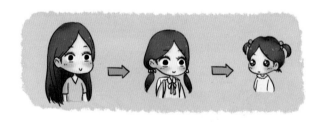

你的年龄随着你的每一次呼吸都在向更年轻的时候转变。

你感觉你的身体越来越轻盈，甚至觉得你的皮肤也在不断重新生长。

你的皮肤变得越来越娇嫩。

你的细胞开始逆生长，你的细胞变得越来越年轻。

你的每一个器官、每一条神经、每一寸皮肤都变得越来越年轻。

随着你的呼吸和时空穿梭机的移动，你变得越来越年轻。

慢慢地，你仿佛回到了婴儿的状态。

你在妈妈的怀抱里或者摇篮里，感受到妈妈在轻轻地摇晃你。

你的身体每一次被轻轻地摇晃就会变得更加放松和年轻。

你所听到的机车或者飞机的轰鸣声渐渐变成下雨天淅淅沥沥的雨水滴落的声音，妈妈仍然在轻轻地摇晃你的身体……

不管你感觉到自己是在妈妈的怀抱里，还是在摇篮里，你都感觉到非常放松、非常安心。

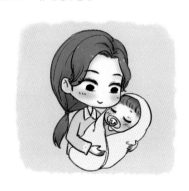

你的整个身体都被温暖包围着，你已经回到最放松最稚嫩的状态。你仿佛就是一个小小的婴儿，你像一个婴儿一样在妈妈的怀抱中沉沉地睡过去。

睡吧，安心地睡吧！

有些睡眠书籍不建议晚上入睡前有小睡，我认为这应视具体情况而定。另外，在引导语的最后，你可以添加醒来时间的心锚，比如在我安心地睡着25分钟之后，或者有突发状况的时候就会立刻醒来。这个睡眠练习是特意为通勤人员设计的，并且还加入了逆生长的元素，建议大家在乘车或者乘飞机的过程中体验。

扫描二维码回复关键词"秒睡"
即可查看本节睡眠引导音频

在陌生环境中也能安眠的秘法

不知道大家有没有认床的习惯。什么是认床呢？就是有些人明明在家里睡得很好，但是换一个环境，比如说到酒店或者去到朋友家，就发现自己在床上辗转反侧，怎么也睡不着。

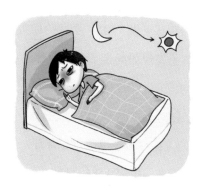

经常需要出差的女士因为认床会感到特别痛苦，往往一段时间下来就被折磨得不成人形，因为几乎整晚都睡不着觉。

有两类人最容易出现认床的情况，一类就是缺乏安全感。

在中国有一段时间是有计划生育政策的。那时候想再多要一个孩子的家庭（尤其是第一个孩子是女孩的），为了不让人知道，妈妈会在怀着孩子的时候到处去躲藏，她内心特别焦虑和恐惧。因为一旦被计划生育工作人员发现，通常会被强制执行流产，所以这个孩子在妈妈子宫里面的时候，就特别没有安全感。当然，这种没有安全感深藏在潜意识当中。

我曾经有过一个女性案主，当我用呼吸和催眠把她的状态带回到刚出生的时候，她感觉自己回到了妈妈子宫里，并且听到爸爸和爷爷在讨论要不要她。

还有的个案案主，小时候妈妈要给她断奶，就直接把孩子送到奶奶家，然后骗孩子说："我一会儿给你买好礼物或者吃的就回来。"结果孩子发现妈妈走了两个月都没有回来，她天天坐在和妈妈分手的地方哭。这也会给孩子带来一定的心理创伤，她从小就觉得自己随时会被抛弃，没有安全感。

有上述经历的人往往表现出睡觉要开灯，必须有人陪才能睡着，到陌生的环境容易出现认床的情况。

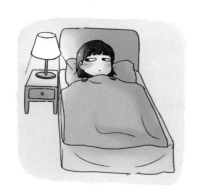

　　另外一类认床的人是有过其他受惊吓的经历，在潜意识里留存了很大的焦虑或者恐惧。

　　我刚学完催眠时给医院的一名护士做催眠，她的问题是长期睡觉睡不安稳，我用渐进式放松的办法对她催眠之后，她睡得非常好，但是一周之后，她又开始睡不着了。

　　难道是催眠没有效果？

　　我当时已经清楚，有些失眠问题跟早年的一些受惊吓的经历有关。我于是给这个同事做"催眠年龄回溯"，一年一年地回溯到她大约三岁的时候。

　　这个时候她跟我讲述了她三岁时在睡着之后，半夜醒来看见自己的床头站着一个白色的身影，脚是没有着地的。

　　她当时害怕极了，她想到大人嘴中"鬼魂"之类的东西，吓得不敢作声，而且好长时间晚上不敢睡觉。她当时没有告诉大人这件事情，随着时间的推移，这件事情慢慢地被她忘记了，她甚至已经不记得发生过这件事，但是却落下了容易惊醒的毛病。她睡觉时总觉得不安全，需要开灯或者开着电视，还得有人陪睡才行，到陌生环境就是彻夜不寐。当我找到这个原因，并且用催眠帮她做完处理之后，她就再也没有失眠过了。

那么如何增加安全感，在一个陌生的环境中睡得安稳呢？

大家在上床睡觉之前，要做几个这样的准备工作：

第一个就是请你了解你所住的酒店或者新住所的安全通道位置，以方便自己在紧急情况下安全逃生。

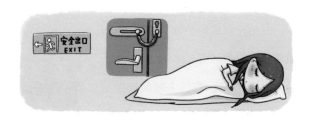

仔细检查你的房门是否反锁好，是否已经锁好安全锁。

如果这一切都已经准备妥当，那么你可以允许自己钻进被窝，用一个你觉得舒服的姿势躺着，或者右侧卧在床上，但是不建议趴在床上，因为这个姿势会让你觉得不够安全。我们接下来要开始练习如何在陌生环境中安睡。

在陌生环境里秒睡的催眠引导词：

请你现在开始关注你的呼吸。

当你开始慢慢吸气或者呼气的时候，请你想象在你的眼前打开了一条时光隧道，你现在顺着这条时光隧道慢慢地朝前走，越往前走，你就进入更早的时候，越往前走，你就进入更年轻的阶段。

你发现你的皮肤、你身体的细胞、你的每一个器官都变得越来越年轻。

你一直往前走，往你更年轻的时候走过去。

当你沿着时光隧道越走越远的时候，你发现你的身材也在越变越小。

你在慢慢地回到小时候。当你越往前走的时候，你发现自己越来越小。

你慢慢地回到了小学，慢慢地开始变回幼儿。

你用蹒跚的、稚嫩的脚丫继续朝前走。

你渐渐地变回婴儿，你已经只能慢慢地爬行。

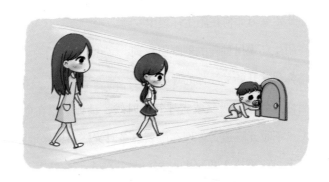

请你保持你的呼吸节奏，同时想象你依然在往前慢慢地爬，越来越小。

最后，你看到在时光隧道的尽头有一扇粉色的门。

请你怀着宝宝一样好奇的心情慢慢地钻进这个粉色的门里，当你钻进这扇粉红色的门里，你发现自己到了一个非常温暖和柔软的地方，这个地方让你感到非常的舒适和安全。

你仿佛回到了自己最初的家里，你在这里感觉到非常安全。

因为你沿着时光的隧道，走了这么长的时间，从成年一直走到这么小，到最后只能爬行的时候，你爬了非常远，你觉得你的身体已经非常疲惫。

你现在需要好好地休息一下。

请你躺下来，躺在这个柔软舒适的地方，舒展你的身体，允许自己安心地沉入甜美的梦乡。

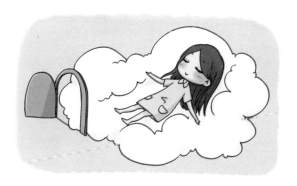

　　除了这个催眠练习，我们还可以用一些别的办法来改善认床的行为，比如在出差时带一个自己平时惯用的枕头，或者喷一些自己卧室里经常使用的香水。总之，一定要通过各种方法让你打心眼里相信这个酒店和自己的家一样安全，只有这样才能让大脑放松警惕，安然入眠。

扫描二维码回复关键词"秒睡"
即可查看本节睡眠引导音频

如何利用 5 分钟满血复活

现在有一个概念非常火，就是碎片化学习。随着现代社会信息的超载和时间、空间的碎片化，再加上害怕被时代淘汰的焦虑，很多职场人士几乎利用一切碎片化的时间来用手机看得到、知乎、头条，或者听外语和各种知识类的音频。

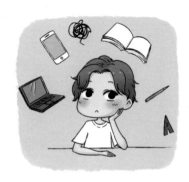

　　你有没有发现，自己碎片化学习了一整天，到了晚上却回忆不起来都学习了哪些东西。原因在于碎片化时间学习时，你经常被打断，你没有办法马上回到专注和高效的状态。所以好的策略是，用一些碎片化时间来休息，迅速回血补充能量，为整段高效的学习和工作时间做好心智储备。

　　下面我开始带领大家做这个5分钟满血复活练习，叫做三滴水魔法赋能练习。这是本书唯一一个要求大家站着来做的催眠练习。

　　请大家找到一个舒适的环境，两腿微微打开，与肩同宽。

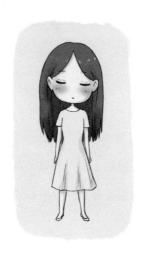

　　双手自然垂落在身体的两侧，并闭上眼睛，开始关注你的

呼吸，慢慢吸气和呼气。

请大家想象你的手上有三滴神奇的魔法水。

请你用右手拎取第一滴水，拎到你的头顶，第一滴魔法水的名字叫做"开启"。

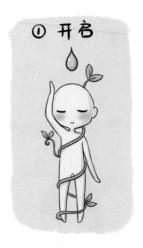

你把"开启"这滴水，从你的头顶滴进去。滴进去之后，你可以把你的手再慢慢放下来，然后随着你的吸气和呼气，你感觉到从头顶的中间沿着你身体的中心线，缓缓地打开一条从头顶贯穿全身的通道。

随着每一次呼气，你感觉到这滴魔法水渗透到你身体的每一个器官、每一条神经、每一寸皮肤、每一个细胞。这滴神奇的魔法水从你的头顶慢慢地渗透到你身体的所有细胞，你全身的器官和细胞在这滴叫做"开启"的魔法水滋养下开始像一个个花骨朵一样徐徐地打开，慢慢地张开。

一些沉寂了很久的器官和细胞，包括那些已经休眠了很久的细胞，都开始慢慢地苏醒。这些细胞像一个个刚出生的婴儿一样，在张开双臂等待奇妙的事情发生。

再请你想象你的右手拎起第二滴水，这滴水的名字叫做"净化"。

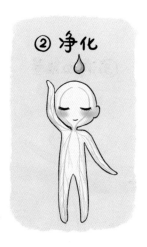

手指一松，"啪"的一声，这滴有着净化功能的魔法水，从你的头顶随着你的呼吸慢慢渗透到你全身的每一个器官和细胞，

随着你的每一次吸气和呼气，这滴魔法水开始更深地渗透到你身体的每一个器官和细胞。

你的器官和细胞从头到脚都在不断地被净化，被疗愈。你身体的损伤和精神的疲惫与困倦在这样的净化过程中消失得无影无踪。随着每一次呼吸和这滴的魔法水的作用，你的每一个细胞都变得更加健康有活力。你的整个身体变得越来越通透，越来越轻盈，越来越放松。

接下来请你用右手拎起第三滴魔法水，慢慢地放到自己的头顶，这滴魔法水的名字叫做"满血能量"。

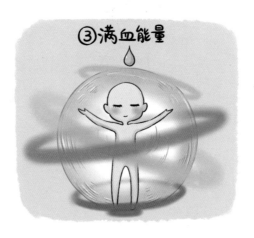

当满血能量这滴水从你的头顶滴入，它从你的头顶慢慢地进

入你的全身，渗透到你身体的每一个细胞。你惊讶地发现在你的细胞被打开和净化之后，你对能量的感受特别敏锐。

你感觉到一股强大的能量进入到你的身体，进入到你的每一个细胞。你发现有一股强大而纯净的能量灌注到你的身体里，渗透到你的每一个细胞。

你发现你的细胞都开始跳跃，就像一辆加满强劲燃料的赛车。你全身的肌肉越来越有力量，你的思维越来越清晰和敏捷，你的感官越来越通透和灵敏，你的情绪和精神都恢复到你最佳的状态。

你甚至发现你现在站立的姿势都不一样了，你腰背和脖子挺得更直，你的下巴微微地上扬，你的双手开始微微张开，你感受到整个宇宙的能量都通过你的头顶源源不断地流向你的全身。请你最后用三个大大的深呼吸加深这种能量爆棚的感觉，并且做出一个满血复活的姿势。三个呼吸之后，睁开眼睛，你已经准备好精力十足地继续投入到工作和学习中了！

在这个练习中，当想象你把水滴拎到头顶上，手指放开，水滴入头顶之后，你不需要继续把手保持高举在头顶的姿势，那样会比较累。你可以把手放下来，慢慢地配合呼吸来体验和想象魔法水在你身体中起到的作用。每一次要再滴入魔法水的

时候，你再用手拎着魔法水滴从头顶滴进去。这个练习一定要
站着来体验，这样会让你更有力量。

扫描二维码回复关键词"秒睡"
即可查看本节睡眠引导音频

如何做到秒睡秒醒却不影响情绪

秒睡秒醒，听起来像是睡神级的人物才可以做到的事情，但却是很多人梦寐以求的技能，比如，护士。

作为临床一线的医师和睡眠专家，我很清楚护士的不容易。特别是上夜班的时候，她们需要每15分钟巡查一次病房，即便是三班倒，她们的睡眠节律也已经乱得不行，晚上经常在身体已经发出"你非常困倦"信号的时候，还在强睁着眼睛工作。

大家想想，整晚都值夜班，并且要巡房，眼睛一点都不合一下，是不可能的。那如果有一个这样的方式，可以让护士在值夜班的时候打个两分钟的小盹儿，而又不会错过每15分钟的巡房，并且在病房有任何响动的时候，能够迅速醒来去处理，这听起来是不是很棒？

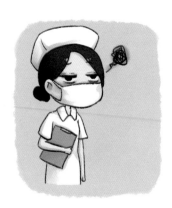

　　与这个情况类似的还有身处哺乳期的职场妈妈。其实妈妈们很需要这个技能，因为孩子经常半夜醒来哭闹，妈妈们便要挣扎着从不同阶段的睡眠中醒来，给孩子喂奶或者换尿片。有的妈妈在孩子喝奶的时候已经困得不行，这时候是睡还是不睡？

　　你睡过去吧，担心孩子会吐奶，但是你不睡，又困得要命。怎么办？别着急，我现在就教你破解的方法。

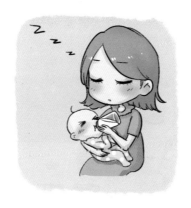

秒睡秒醒练习引导词：

请你找到一个舒适的位置，慢慢地闭上眼睛。当你闭上眼睛的时候，请你想象你的眼睛在往上翻，但是保持你的眼皮是合着的状态。请你想象，你正透过你的头顶，看向你的头顶上方，同时你的眼睛是闭着的状态。

保持你眼睛闭着的状态，但是想象自己眼睛在看着你的头顶上方，保持这样的方式9秒钟，你会发现你的眼皮开始有点疲惫。

这个时候请你开始放松你的眼球和眼皮周围的肌肉。

想象这个放松的感觉，从你的头顶、额头、眼皮一直向下蔓延到你的全身。

接下来请你想象，你的身体是一个非常特别的收音机，这个收音机上有很多的旋钮。

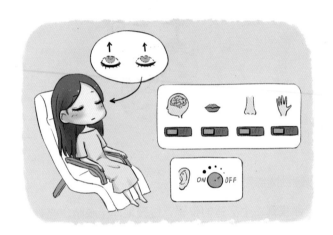

请你慢慢地关闭这个收音机关于大脑思维的旋钮，你会发现大脑的思维越变越慢，慢慢消失了。

请你慢慢地关闭关于味觉和嗅觉的旋钮，再慢慢地关闭触觉的旋钮。

除了听觉，请你把其他所有感官和内在思维的旋钮慢慢关闭，让你的这些功能处于休眠或者静止的状态。

你已经把这些功能都暂时关闭了，你感到身心无比地放松，现在需要请你将接收声音的那个旋钮调小。

　　它之前是完全开放的状态，现在是调小的状态。你现在可以保证你的身体和你的思维，你身体的绝大部分都处在一个放松和休眠的状态，但是你的听觉有必要保持一定的觉醒。

　　在出现任何紧要的危险信号的声音，或者小孩有需求的声音，你就会平静地醒过来，睁开眼睛去处理你需要处理的事情。就像电脑处在省电模式的黑屏状态一样，只要一按键，这个电脑屏幕就会被点亮，CPU就能随时工作。

　　在没有声音或者响动的时候，你可以允许自己的身体和思维足够的放松。

　　让自己继续处在省电模式中。

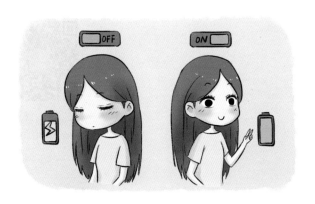

　　一分钟之后你会自动地醒过来，等你醒过来的时候，想象

你慢慢地把你这个特殊的收音机的所有感官的旋钮，慢慢地打开，这个时候你就会慢慢地醒过来。

有人可能会问，不是秒睡秒醒吗？怎么练习下来有5分钟？我刚才讲的是分解慢动作版，当你熟练后可以越做越快，比如你可以在暗示身体从头到脚放松，脑袋开始垂下来的时候，瞬间关闭自己所有感官的旋钮，进入省电模式。

要醒来时，你可以将旋钮调大速度由慢增快，如果你要秒醒的话，你可以想象自己将所有旋钮"呼"地一把打开。

请大家反复练习，假以时日你就会练成秒睡秒醒的神功。

扫描二维码回复关键词"秒睡"
即可查看本节睡眠引导音频

如何在嘈杂的环境中也能快速入睡

我在失眠咨询中经常遇到有人跟我抱怨说："刘医生，我就是睡眠浅，安静的时候，我倒是能睡着，但是有一点声音，我就会醒来。可我偏偏住在马路边上，我的老公还整晚打呼噜。怎么办？"

我先讲个自己的故事吧。我刚进大学的时候，睡的是大寝室，一个宿舍睡十八个男生，号称十八罗汉。我们的兄弟感情都很好，但是有个问题是，这些家伙晚上睡觉比我早，而且打呼噜声一个比一个大。

我每晚躺在床上，听着彼此起伏的呼噜声，仿佛进入了一个混乱的动物交响乐团的排练现场。

那我究竟是怎么睡着的呢？

我把这个保密级的秒睡练习传授给大家。

嘈杂环境中秒睡练习引导词：

请你找到一个舒适的环境，开始安顿好你的身心。

同时关注你的呼吸，慢慢地吸气和吐气。

在吸气的时候，你需要睁开眼睛。吸气越多眼睛睁得越大。

睁开眼睛时，你可以固定看着眼睛上方的一个点。

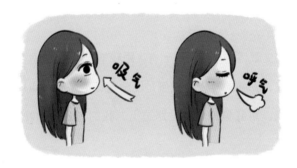

在你呼气的时候，眼睛随着呼气慢慢地闭上，吸气的时候，再让眼睛慢慢地睁开……吸气越多，你的眼睛睁得越大。呼气的时候，再次让眼睛慢慢地闭起来。

你的呼吸越缓慢、越均匀、越深长越好，同时你的眼睛随着吸气和呼气慢慢地打开和关闭。

当你的眼睛关闭的时候，就像你暂时把心灵小屋的门慢慢地关闭了，外面的一切喧闹都与你没有任何关系，都被你挡在门外。

你感觉到随着心灵的门的慢慢关闭，所有的声音离你越来越远，所有的声音都越来越小，甚至完全消失，你的整个身心也越来越放松。

保持这样的呼吸方式。吸气的时候，眼睛睁开。呼气的时候，眼睛闭起来。当你眼睛关闭的时候，你的心灵内在小屋的门也慢慢地关上了，外面的一切喧闹都与你没有任何关系。

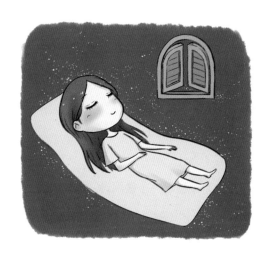

渐渐地，当你感觉眼皮越来越累，越来越沉，越来越难睁

开时，你心灵小屋的门也越开越小，你发现你每一次睁开眼睛再闭上，你的眼皮就更加地疲惫和沉重。

当你发现你根本就不想再睁开眼睛的时候，你也牢牢地关闭了你心灵通往外界的门，你的身心也前所未有的放松，外面的一切喧闹都消失了。

你现在可以安心地睡了，睡吧，睡吧……

这个练习，大家可以先在有一点点嘈杂的环境中试着做做，能睡着之后，再换更吵闹的环境。看起来不可思议，其实大部分人稍加练习都可以做到。

在现代喧嚣的环境中，能保持内心的清净和放松，能有一份难得的专注，已经变得弥足珍贵。有的噪音不来自于外界，而是来自于自己内部的声音，怎么办？我先给大家讲一个小故事。

记得有一次在医院查房，有个病人很不开心地跟我抱怨："刘医生，我晚上经常睡不好。"

我好奇地问："为什么呀？"

她说："我的耳朵边有一个像闹钟一样的声音，经常嘀嗒嘀嗒响，吵得我睡不着。"（这是个精神分裂症的患者，这种情况是出现幻听了。）

我做出一个"哇哦"的表情说："你知道吗？我是催眠师，

在我们想要帮助一个人睡觉的时候，就会拿出一个类似闹钟或者怀表的东西，让它发出单调的声音，这样可以帮助他更快入睡，瞧瞧你多好，你不需要，你自带的！"

她听我这么一说，高兴得不得了。

"原来这么好呀！"她都开始要拍手了。

"来，我们来试试！怎么来利用你自己的神奇能力自我催眠！"

我示意她轻轻地闭上眼睛，接着告诉她："当出现这种声音的时候，就开始慢慢地吸气，跟随着每次听到脑海里的嘀嗒声用嘴巴一丝一丝地把气吐出来，并且感受身体从头部开始到脚趾头一点一点越来越放松，就可以睡着啦！"

这个病友很认真地跟着我的引导做，差点站着睡过去。

"真的有用啊！"她十分惊讶。

我不失时机地在她左耳用催眠的声调总结道："有时候，搞得你烦躁的事情，恰恰是你的资源。"

她若有所思地复述着："有时候我烦躁的事情其实是我的资源。"

"真的耶！谢谢刘医生！哈哈！"她高兴地拍着手蹦开了。

此后，闹钟的幻听不再影响这个病人的睡眠。

所以大家如果晚上睡觉时脑子里也有挥散不去的对话的声音，就想想我说的这个故事，然后，呼吸……放松……睡吧。

扫描二维码回复关键词"秒睡"
即可查看本节睡眠引导音频

第七章

特定人群的秒睡法

考前训练睡眠一周，抵过补习三个月

最痛苦和遗憾的不是"我做不到"，而是"我本可以"！

每年中考高考结束，我都会从各种媒体看到学生因为中考和高考失利而选择轻生的惨痛消息。可见中国考生和家长面临的压力何其巨大。

从2012年至今，我已经做过百余场大大小小的关于考前或者赛前舒眠减压的讲座。经调查发现，因为考试的压力和紧张继而引发睡眠问题的学生的比例高达75%以上。在高三复读班的学生当中，只有1/3是因为学业能力没能达标而落榜，一半以上是因为考前压力和睡眠问题导致高考成绩比真实水平低出很多而遗憾落榜。

　　研究发现，学生睡眠不足容易引发以下多种问题：注意力不集中、思维能力缓慢、记忆能力差、影响整体的学习效率和能力、影响大脑的组织计划能力。

　　统计表明：95%的高三学生、80%的高一学生和81%的初三学生经常要晚于23时睡觉，61%的初二学生每周至少有4天晚于23时睡觉。课外作业过多是睡眠不足的主要原因，其次，学习压力过大，学习负担重，精神长期处于紧张状态也是导致睡眠质量下降的重要原因。

　　在备考和考试期间睡不好觉，会直接影响学生的记忆力和专注力，还会导致孩子出现不良情绪。孩子在高考期间用于睡眠的时间本身就很少，一般来说，高三的学生，从六点开始晨读，到晚自习结束，需要到晚上十点左右。在如此紧张的备考过程中，学生们需要长时间进行头脑高度紧张的学习。在这种情况下，能获得深度睡眠，在考场上放松而专注地作答，就显得弥足珍贵。很多学生在上课和做试卷的过程中，出现了大脑一片空白的情况。这其实就跟一台高速运转的电脑一样，同时打开很多个任务窗口，运营很多的任务，没有足够的内存，也没有去做电脑的清理，久而久之，电脑系统（对应就是人的各种认知能力）就会越来越慢，最后出现宕机（大脑一片空白）

就不足为奇了。

其实在考前最后阶段，保证一定的学习强度和做题的感觉就够了，再加大力度去强迫记忆知识，就跟往一个吃了两小时涮锅已经吃撑的人嘴巴里再塞五个汉堡一样。这个阶段对学生最有帮助的事情就是调整心态和改善睡眠质量。

减轻紧张情绪和压力，大家可以参考吹气球呼吸法。

专门针对考前减压的催眠引导词：

大家好，我是毅君老师，这是帮助你考前缓解紧张情绪，提高自信心，提高考前的记忆力，考试的专注力、直觉力的一段催眠录音。

这次录音将使你达到全身乃至心灵深处的放松，帮助你摆脱影响自信的因素，祛除大脑深藏着的种种压力。在催眠情境里，你不仅能学会临场镇静、稳定情绪的方法，更重要的是能够提升你的自信心，你的潜意识会梳理超常发挥的激发因素，这会让你在考场上应答敏捷、才思泉涌。

好的，现在请你找到一个让你舒服的位置，坐着或者躺着，请你体验一下这种舒适感。关注你的呼吸，让你的呼吸越来越深，越来越慢。你的全身从头部开始，一点一点地放松，入静，你全身的肌肉完全地放松了，不想再动了。你安静地、均匀地、深深地呼吸，没什么来打搅你，你也不会听到什么不相干的声音。你的呼吸越来越深，越来越均匀，你现在一点力气也没有了，你的眼皮越来越沉重，你一点也不想睁开眼睛，你的心情非常平静。你感到一股舒适的疲倦像一张毛毯裹着你的身体，周围渐渐地越来越安静，越来越幽暗，你的内心开始体验到一种宁静，你已经进入深深的催眠状态。睡吧，睡吧，睡深一点，去体验这种格外的放松和宁静。

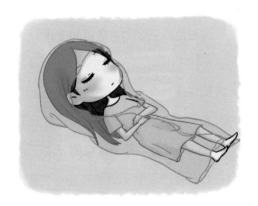

现在，想象你来到一座宁静的公园，这是一个晴朗的早晨，你站在九曲拱桥上观赏着湖里戏水的金鱼，金鱼在自由自在地游动，非常放松和愉悦。你抬起头来，看见朝霞升起的情景，并且听到远处传来潺潺的流水声，你被这美丽的景色所陶醉，

感到心旷神怡。自然的美景，让你忘记了所有的紧张。在今后所有的活动中，你都会保持现在这种心情，不会有任何紧张焦虑的情绪，就像你现在自由自在地享受着催眠带给你的轻松和愉快，你将来也会像这景色里的金鱼、小动物一样无忧无虑地享受着永久性的轻松和愉悦。睡吧，睡吧，深深地睡吧。

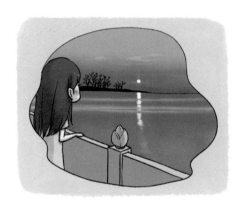

现在，请你来到考场，这是一次对你很重要的考试，一次关键性的考试。你发现自己轻松自若，轻快地走进考场，你的情绪非常的平静而稳定，你看着自己手拿着试卷，镇定自若，对每一道题都认真地阅读，不会遗漏每一个疑点，也不会放过每一个难点。你发现考试的题目都是你学过的知识，你一看到题就知道用什么方法来解答，你发现你能很轻松地发挥你的智慧，用最好、最快、最正确的方法解答出题目。你看到监考的老师来回走动，这是正常现象，她的心里也在希望你考出一个好成绩，你听到所有的声音都是在鼓励你，帮助你树立信心，创造灵感。因为你是一个有才能的人，你的前途非常的远大，这次的考试只是帮助你实现远大目标和梦想的一个小小的阶段。

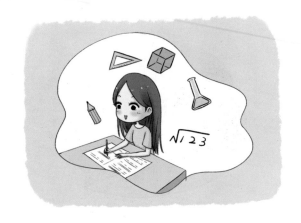

同时你发现自己还是一个有坚强意志的人，你答题的时候非常自信，全神贯注，你的头脑清醒而又敏捷，你相信自己不会出错。你发现许多的题目，自己用直觉就能找到正确答案，这种感觉非常棒，你觉得特别轻松，特别愉快。你看到你已经顺利地答出了所有的问题，非常轻快，有效率。你现在这种特别轻松、愉快的心情，使你在以后的每一次考试中都会取得好成绩，都会非常愉悦。从今以后，你发现自己每次参加考试时，都不需要紧张，因为你都能超常发挥，你发现考前你只需要认真复习，任何考试都是你展现才华的舞台。考试的时候你的注意力会特别集中，题目越难，你就越能沉着冷静，你的头脑就会更加的灵活，你的水平就会得到更全面的发挥。你在任何考试之前或在考试当中，都不再有任何的心理压力，不会有紧张的感觉。你会把考试当作一件很有意义的事情，你会吃饭吃得很香，睡觉也会睡得很甜。这样的考试就是你通向成功的一个小小目标而已，你已经有能力超常发挥，非常轻松地通过任何的考试。睡吧，睡吧，深深地睡吧，让自己陶醉在这美好的境界中，尽情享受这种轻松的感受。

你看到自己在每次考前认真地复习，这让你非常充实，更加自信。你会发现自己的专注能力和记忆力比平常提高了3～5倍，你很容易记住你考试所需要掌握的重点和难点，这让你在考试时镇定自如，自信超常地发挥。你所有的紧张、担心、焦虑已经被完全驱散。如果你醒来后感到轻松，证明你已经恢复正常，虽然你醒来，不需要记住在催眠状态下所下达的一切指令，但是这些指令已经完全进入你的脑海深处，在考试前考试中会给你帮助，给你增添巨大的定力。

现在，你感觉清凉的微风吹拂着你，你看到露水滴下来，让你的额头感到非常凉爽。你感到格外的舒服，在凉风的吹拂下，你的额头上非常清凉，你自由自在地呼吸着这新鲜的空气。新鲜的空气从你的鼻孔，甚至从你的每一个毛孔进入你的身体，向你全身每一个角落渗透。你尽情享受着大自然给你的清新的空气，纯净的能量，你的心情非常放松。清新的空气滋润着你的整个身体，你已经不是过去的你了。好了，你现在开始专注在这个放松、愉悦的情境里，再过5分钟，你会慢慢地醒过来。（背景音乐5分钟。）

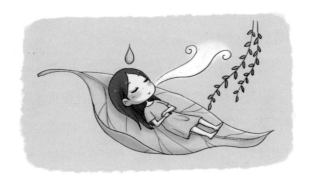

现在5分钟已经到了，我会从5数到1把你唤醒，你醒来后会感到全身非常放松，精神愉快，头脑清醒，充满信心和勇气。

好，我要开始数了。5，慢慢地开始活动你的身体；4，你感觉自己越来越清醒；3，慢慢地回到现实生活中来；2，你可以动一动你的手指、身体；当我数到1的时候，你可以睁开眼睛，你会发现自己全身放松，精神很愉快，头脑清醒，并且充满了信心和勇气。好，1，可以睁开你的眼睛，活动身体了。醒来后，你会感觉精神愉快，头脑清醒，任何的考试你都可以轻松地获得很好的成绩！

　　好的，你已经拥有了一次成功的催眠经验，让这样的感觉持续地保持在你的潜意识里。再见。

扫描二维码回复关键词"秒睡"
即可查看本节睡眠引导音频

因为疼痛睡不着怎么办

最大的痛苦是不能向别人诉说的痛苦。——马金

因为疼痛睡不着怎么办？

我在网络上听到过一句很浪漫很文艺的宣言："生命以痛吻我，我报之以歌。"但事实往往却是"生命以痛吻我，我常半夜痛醒"。

据医学统计，普通民众的睡眠问题，有约20%和生理性的疼痛有关，比如头痛、胃疼、肩颈酸痛、牙疼；女同胞来大姨妈时候的月经痛，严重的甚至痛得在地上打滚；还有大部分癌症患者，他们本身就免疫力低，身体虚弱，最需要好的睡眠来恢复身心，却往往由于抗癌药物的副作用和癌痛而彻夜难眠。得益于医生、催眠师和呼吸教练的多重身份，我在临床工作中有

很多机会来处理因为疼痛而失眠的情况，我现在把自己整合了催眠、呼吸和按压多种技术的消除疼痛促睡眠的方法教给大家。必须申明的是，这个方法虽然可以帮助你迅速缓解疼痛并且入睡，但是并不能取代原发疾病的治疗，你需要积极地处理引起你病痛的原因（分娩除外）。如果是偏头痛或者一些位置模糊的疼痛，用这个方法也是有效的。

凯利说："时间会平息最大的痛苦。"我很高兴地告诉大家，我们可以缩短痛苦的时间！

催眠+呼吸缓解疼痛练习引导词：

我现在带领你体验一个缓解疼痛的催眠练习，首先请你在你的身体上找到疼痛感最大的点，如果你疼痛的面积比较大，也请你在那一片大的面积上，去看一看哪个点，哪个局部的疼痛是最厉害的。

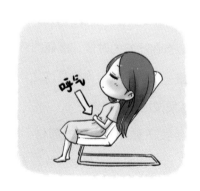

找到之后，请你用手轻轻地按压住那个点，并且配合呼吸。在呼气的时候，用手稍微按下去，然后在吸气的时候，将手保持按压那个点，同时请保持你的一呼一吸之间没有停顿，吸完就呼……

呼完就吸……

保持这样的呼吸，同时把手按在那个疼痛点，接下来我需要你进行想象，当你吸气的时候，你的手按压住那个点，请你想象一块石头投入一个平静的水面。

在你吸气的过程中，石头投入水面，激起一阵一阵的涟漪，一圈一圈地向外扩散。这块石头慢慢地沉入越来越深的湖底，同时，湖面的涟漪也一圈一圈地向外扩散。你的疼痛的感觉，也随着涟漪在一圈一圈地向外扩散，涟漪越向外扩散，波纹越浅。疼痛的感觉像涟漪一样慢慢扩散，从你的疼痛的中心点，扩散到你身体的周围，最后扩散到你身体之外的空间中去，无尽的扩散……而当你呼气的时候，疼痛的感觉已经扩散出你的身体之外，一圈一圈地扩散出你的身体之外。涟漪变得越来越小，你的疼痛慢慢地开始消失……

继续保持用手按压你疼痛中心的部位。继续呼吸，继续带着这样的想象。每一次吸气，想象那块石头，投入平静的湖底，并激起一阵一阵的涟漪。涟漪和你疼痛的感觉，从中心向外围在扩散，越扩散涟漪越小，疼痛的感觉就越轻微……疼痛在向身体外围扩散，当你呼气的时候，涟漪已经扩散出你的身体，它继续朝你身体之外的空间扩散，越来越远，波纹越来越小……保持这样的呼吸和想象片刻之后，你可以把自己的手慢慢地移开，放在你的身体两侧。继续这样的呼吸和想象，想象你呼吸的时候，疼痛的感觉像涟漪一样慢慢地向身体周围扩散，而且越扩散越远，你的疼痛慢慢地消失了，它正在慢慢地消失……整个湖面又重新归回平静，你的整个身体和精神都变得轻松平静，你可以允许自己现在愉悦地进入梦乡……

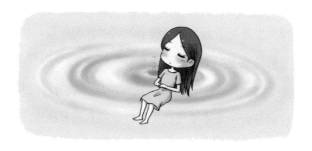

怎么样，是不是觉得非常不可思议？其实很多时候，催眠缓解疼痛，比打针还神奇。

在我的学员当中，有个很年轻的肿瘤患者，在对抗肿瘤的战争中勇敢得像个战士，疾病对她来说，像是在打一场艰难的仗。她说的最多的一句话就是，不怕死，但是怕疼。面对高强度治疗和疾病本身带来的疼痛感，她一次次在黑夜中痛到天亮。直到有一次，我们在做一对一的催眠呼吸疗愈时，她把消除疼痛的呼吸意图带入了疗愈，她很久无法抬起的手臂竟然可以轻松地抬过头顶，并且再也找不到一丁点儿疼痛的感觉。她当场就被强大的疗愈力量震撼到了。

疗愈结束后，她是这样描述她神奇的体验的：

随着刘老师的引导，我慢慢地放缓呼吸，将意识转移到呼吸，去感受身体的疼痛部位，通过对呼吸状态的调整，慢慢地开始进入潜意识，开始去观察自己的身体。我竟然可以看到我疼痛的骨头里新生了很多很多细小的闪着光的细胞，他们在努力地修复着骨头上一个一个的小黑点，并且生成了更加健壮的骨骼细胞。每消除一个小黑点，我都能感觉到身体发热发胀，直到我看到最后一个小黑点消失，我觉得自己已经出汗了。然后我又来到了一个巨大的CT扫描仪前，细细地去扫描我的身体，发现再也看不到小黑点了。

当我从潜意识里慢慢地回来，我试着把手臂抬起来，已经几个月无法抬起的手臂，奇迹般地抬起来了，并且可以举过头顶，肋骨有病变的地方也感觉不到任何疼痛。真是太神奇了。

　　听完她的描述后，我深深地感受到潜意识引导人体自愈的力量。现在她已经完全康复，并完成了22场马拉松比赛。这并不是奇迹，其实在我漫长的求学和实践过程中，这样通过潜意识激发身体"超能力"的案例已经有很多了。学习催眠和呼吸，就是帮助你更好地跟身体做连接。要知道，你的身体是非常聪明的。相信身体自愈的力量，你也可以是奇迹的缔造者。

扫描二维码回复关键词"秒睡"
即可查看本节睡眠引导音频

如何让哭闹的小朋友秒睡

你是否遇到过哭闹不止的小朋友呢？

在大家的生活和工作中，免不了旅途的颠簸。坐飞机也好，坐火车也好，旅途的劳顿已经让大家很疲惫了。在摇摇晃晃中，大多数人都选择小憩的方式休整身心。但是，你一定遇到过这样的情况：当你刚准备打个盹的时候，你的周围响起了震耳欲聋的哭闹声，你只能无奈地皱皱眉，无可奈何。

但是，有没有什么办法可以让哭闹不停的宝宝安静一点呢？当然有。

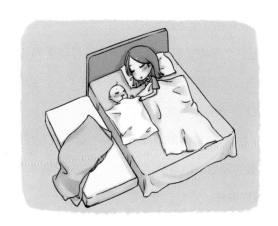

在我的学员中，有人讲述了这样一个有趣的经历：

在一次飞行旅途中，我碰上了一个怎么哄都无济于事的大嗓门宝宝，从上飞机就开始哭，一直哭，丝毫没有停下来的意思，吵得所有人都皱了眉。不巧的是，这个震耳欲聋的宝宝就坐在我隔壁。宝宝的妈妈已经羞红了脸，不停地跟大家道歉，也试图用各种方式安慰宝宝，但都以失败告终，宝宝的哭声更大了。

反正也睡不着，要么就逗他玩玩吧。我开始跟小宝宝互动，引起他的注意。宝宝的妈妈说，他不到2岁，第一次坐飞机，可能是太害怕了。我拉开遮光板，他的小脑袋一下就转向了我。我做着搞怪的表情，引起他的注意。宝宝妈妈说，宝宝喜欢数数。我心想，会数数就太好了，我想试试催眠他。

于是，我开始让宝宝跟着我数数：

我伸出一个手指，轻声数着1，然后移动手指让他看，这个1越飘越远，越飘越远，飘到窗外看不到了。宝宝瞬间就安静了，顺着我的手看向窗外的云彩。

我继续数2，宝宝的眼睛顺着我的手指慢慢地移动到窗外。继续数3，数字随着手指越飘越远，4、5……我就这样让每个数字都慢慢飘向窗外。

渐渐地，小宝宝的眼神开始迷离，居然睡着了！宝宝的妈妈不可思议地问我："你是怎么做到的?"我说："用了催眠术呀!"

是的，现在你也可以用这样数数的方式，让你身边哭闹不止的宝宝瞬间安静下来，实现秒睡。

我还有个催眠师学员，是一家小型幼儿托管机构的负责人。她学习催眠的目的是为了帮助托管的孩子们中午能够睡觉。因为孩子们特别顽皮，每次午睡都要折腾半天，老师们中午也就没有办法休息，下午要接着管这帮小魔头，精力耗竭，简直要崩溃。

在催眠工作坊结束之后的第一次线下督导中，她首先讲到了自己睡眠改善的故事。

在参加课程前，她父母吵着要离婚，以至于她的情绪有很大的波动，自责、内疚、愤怒、悲伤、恐惧、无助、不信任感、不安全感都通通跑出来，结果连续一个月没有睡好。

课程中，她一面练习自我催眠技术，一面暗示自己：父母关系的不和谐并不是她的错，她不需要背负这么大的负担和心理压力。她当然会积极地去协调，不过更多的是尊重父母的决定，即使他们离婚，子女依旧是子女，父母依旧是父母，很多东西并不会改变。她觉察到处理完自己的一个情绪，以后还可能会面临新的情绪和困境，但重要的是她已经获得了面对未来挑战的勇气和信心，她坚信任何困难她都有办法面对和解决。

就这样，强大的心理暗示加上催眠技巧练习，让她在睡眠上的改善很明显。之前的深睡时间不到60分钟，学习以后，之前的担心和压力放下了，她的深睡时间增加到3个小时，入睡只需要不到5分钟。

深睡时间的增长让她觉得精力更加充沛，创造力爆棚。她居然自己设计了一个哄孩子午睡的隐喻。机构里40多个孩子午睡的时候，她引导这些小调皮们，想象自己躺在一块巨大的棉花糖上面，软软的，很舒适很放松。小调皮们安静地闭着眼睛，还有的一边吞口水，一边舔舌头。一阵风吹来，小朋友们想象这个大大的棉花糖像巨大的云朵轻飘飘地飞上了天空……所有的孩子在10分钟内都安睡了。（一个从来不午睡的孩子也睡着了，第二天还吵着要她讲棉花糖的故事。）

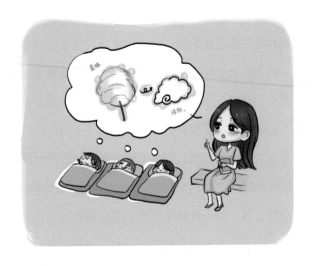

倒班／倒时差人群的睡眠法

倒班人群的睡眠法

倒班对于许多城市工作者来说是家常便饭，晨昏颠倒的生活彻底打乱了身体内的生物钟，即使白天能够补觉，也可能会被电话铃声、孩子的吵闹声所打扰，无法安心入睡。因此，长期倒班的人更应该重视自己的睡眠质量，保质保量地补充睡眠。

经常倒班的人尽量每周只安排一次倒班，如果必须要连续上夜班，那么连续上夜班的时间最好不超过4天，并且在连续上夜班之后要有48小时的休息时间。如果长时间黑白颠倒，容易导致生物钟紊乱，引起失眠、疾病。

除此之外，在生活习惯方面也要注意，人们在下班后睡不着，就会看影视剧、上网，但是这样做往往会适得其反，导致睡眠不足，不易入睡。

经常倒班的工作者日常要加强锻炼，比如慢跑、游泳，在饮食上也要多吃胡萝卜、西红柿、香蕉等蔬果和动物蛋白质，这些可以帮助人们提高工作效率，获得更好的睡眠状态。

倒时差人群的睡眠法

比起倒班的人群，经常倒时差的人更是头疼。经常出国的人深受其扰。

适应力强的人落地第二天就能精神抖擞地出门，但大部分人都要经历该睡不睡该醒不醒的三四天时间，偏偏刚到又是事情最多的时候，强撑着萎靡不振的精神跑东跑西，简直如同"白日噩梦"。

其实，倒时差也是有一定技巧的。运用得当的话，可大大缩短这段痛苦的时间。

1.起飞前控制饮食

很多倒时差的攻略中都会提到一点：提早以目的地的作息来控制生物钟，但很少有提到饮食对睡眠其实也有非常大的影响。

BBC的一档纪录片《睡眠十律》中提到，在暂停饮食16小时后，"食物钟"就会接管大脑的睡眠控制，并在下一次饮食开始时重置你的作息。纪录片中，科学家以一对经常出国的运动员做对比，让其中一人在到达目的地前不要吃任何东西，另一人则不做要求。

结果表明，暂停饮食的运动员明显更快适应了目的地时差，且表现得更有精神。

所以，如果你最近两天就要出国，不妨试试在飞机上不要吃任何东西（可以喝水），然后在到达目的地后的第一个用餐时间点恢复进食。

例如，下午两点从北京出发，中间不吃饭，当地时间上午10点到达美国，然后在12点时好好吃一顿午餐，或许晚上就能睡个好觉。

2.控制光线辅助睡眠

倒时差时的一个典型症状，就是早上醒得太早。

很多人在第一天早上四五点就醒来了，然后下午三四点又开始犯困，非常耽误事情。

这时候，可以考虑减少环境干扰因素来辅助睡眠，例如，光线。

人体的困倦和清醒除了受生物钟控制，还被一种叫褪黑素的激素影响，而褪黑素分泌的多少往往受制于外界光线变化。光线强烈则减少，反之增加。

清晨人醒来的原因，就是视网膜细胞感受到了外界光线的变化，进而影响了褪黑素。如果你希望能在早上晚一点醒来，彻底隔绝房间里的光线是一个可行的方法。除了拉好窗帘外，准备一个厚实好用的眼罩很多时候也可以帮助你睡得更沉。

3.药物、食物辅助

倒时差时，有的人醒得过早，有的人则是睡不着。

如果你在该睡觉的时间点失眠，则可以考虑口服一些助眠药物，例如上文提到的褪黑素。褪黑素（melatonin）被美国食品药品监督管理局（FDA）划为保健品，一般的药店例如CVS、Walgreens都可以买到。

在入睡前两到三小时服用，能更容易产生困倦感。

此外，喝一点热牛奶或蜂蜜水也可以让你睡得好一些，但千万不要用红酒来助眠。尽管酒精被证明确实可以帮助人快速入睡，但它同时也会减少你的深度睡眠时间，并且让你下半夜更容易醒来。况且，在美国不满21岁是不可以喝酒的……

如果还是觉得入睡困难，不妨试试把你的洗澡时间提前一点。

人体在睡眠时，身体处于低功耗状态，体温会相应降低一些。

因此，体温由高降低的过程会让人更容易产生睡意，而一个热水澡能让你的体温升高一度左右，并在出浴后的一个多小时内逐渐降低。

所以，在上床睡觉前一个小时洗澡，可以帮助你催生睡意。

学员反馈

我每天晚上听刘医生的睡眠线上课，一下子就睡着了，真的有用。

——学员逗逗

参加刘老师的12天改善睡眠训练营之后，深睡时间从2小时36分提高到4小时53分，好开心。

——学员小牛

往常一有心事，我都会辗转反侧两个小时。昨天本来也有烦心事，但是用了本书介绍的"798呼吸法"，一分钟就睡着了。"798呼吸法"真是太赞了。

——学员云朵

听完毅君老师的睡眠课之后，感觉超棒，今天5点就醒来了，精神还特别好，我已经很久没有睡这么爽了！

————学员狮子

参加刘老师的12天改善睡眠训练营之后，入睡很快，虽然晚上被孩子弄醒了几次，但是用了老师教的方法，也快速地睡着了。

————学员小白

以前睡觉中途醒来会比较焦虑，听完毅君老师的睡眠课之后，我坦然接受了这种情况，入睡变快了，醒来后也非常精神，真好！谢谢毅君老师。

————学员玲琳

临睡前听完毅君老师的课程，睡醒后发现软件显示睡眠效果达到了18岁，真开心！迫不及待地推荐给所有朋友！

————学员小羽

昨晚10点半就睡了，听着毅君老师的声音，睡了一个久违的好觉。感觉"798呼吸法"和"腹式呼吸法"对快速进入睡眠很管用，以后要坚持继续用。

——学员春云

我白天入睡困难已经好多年了，听完关于午睡的那节音频课之后，感觉蛮放松的，也可以想象意境。我不断告诉自己能睡着，大概过了10分钟，我就睡着了。尤其是音频中，刘老师说想象被按摩的那种感觉，我感觉自己挺放松的。

——学员琪琪

昨天老公说他失眠睡不着，新晋"催眠大师"大娅女士（我）利用呼吸、催眠等方法，5分钟内就让他睡着了，而且没有打呼噜。老公表示"不错"，对我的催眠技术给予了高度评价。

——学员大娅

后 记

八年前，我是个热爱折腾又一事无成的人。跟所有怀揣梦想的年轻人一样，我总觉得自己非常特别，有一天可以改变世界。

初一时，我收到一份来自母亲的生日礼物——一把吉他。我对着谱子学会了弹唱，还组建了一个乐队，立志做"黄家驹第二"，想要用音乐影响世界。大三的时候，我在学校后门开了一家音乐吧，结果发现，大家没有雅兴听歌，最要紧的是在下课后先随便吃点东西，然后抓紧时间玩几把星际争霸。为了生计，我将酒吧改成饭店，经营不到半年，"非典"来了，饭店被迫关停，我的第一次创业就这样草草收场。

研二的时候（2007年），新东方在长沙举办第一次国际英语夏令营，我经过五轮面试，从1000个人中脱颖而出，成为9个助教之一。结营之后，我邀请其他两个助教也开办了一期夏令营。当时招了264个孩子，我们率领着4名（包括英国剑桥大学）外教准备大干一场。结果开营到第4天，"猪流感"来了！眼看就要到手的第一桶金没有了，第二次创业悲壮收场。

研究生毕业后（2009年），我又加盟了一个"可以改变人类生活方式"的互联网项目，斥资20多万装修了一间100多平方米的办公室，很快，付费会员就达到500人之众。正当我踌躇满志准备开分公司的时候，总部创始人因个人原因被当地公安局拘捕，整个项目不能再推进，我顿时傻眼。更悲惨的是，我当时视为兄弟的合伙人甩给我一张十万的借条就人间蒸发了，蒸发前还顺走了两个价值3000元的BOSE音箱。第三次创业最终以笑话收场。

我不得不开始怀疑人生，一度患上了严重的抑郁症，每晚睡不着觉，瞪眼望着天花板到天亮。我无数遍在心里问自己："我已经这么努力了，为什么做什么都不成功，还被最信任的朋友当成傻子骗？"

我当时觉得自己像个小丑，自尊心被打击，碎了一地。伤心、愤怒、委屈、绝望像一股暗流，从我的内心深处不断涌出来。我慌乱地想按住这些暗流却没有任何办法。

人一旦有情绪就没法睡好觉，睡不着就开始乱想，越想就越发睡不着了。我开始想到深爱的女人都一个个离开了自己；我想我到底做错了什么，连最爱的母亲也走了，从此我成了孤身一人；我突然意识到"没有人可以再像母亲这样爱我"，父亲也经常不信任我，觉得我做不了什么大事情，最好随便找个人结婚，在医院工作不出差错就行；我感觉在这个世界上没有人能理解我，我就像一个孤儿，没有人真正触碰到我内心最脆弱和柔软的地方……我想着想着就蜷缩在床角抽泣起来，然后第二天跟没事人一样撑着去上班，对上级医生和患者报以春天般的微笑。

要还钱的窘迫，工作的压力，担心事业不顺被人讥笑的惶恐，被女朋友抛弃的伤心，加上长期失眠的痛苦，使我每天都煎熬着。因为怕父亲担心，怕被同事朋友嘲笑，这些事情我不敢告诉任何人，我不知道自己哪天会崩溃。

半年后，我遇到一位培训师，我去台上互动，提及自己母亲去世的遗憾："2002年秋天，我在学校做了一场露天音乐会，拍摄了VCR想给母亲看。结果却在第二天清晨收到她突然病逝的消息，没有来得及见她最后一面。我没有办法接受这个事实，八年来，没有失眠的时候，我几乎每晚都会梦见妈妈，梦见她还没有去世，只是去别的地方疗养去了。"

老师示意我从台下挑选一位感觉像我妈妈的女士，他让女士躺在地上的瞬间，我就崩溃了，跪在地上号啕大哭，哭了足足一个小时。我把对妈妈的思念、自责、后悔，对妈妈没说出的话都倾泻了出来。我非常惊讶，已经快10年了，我的内心还有这么多的情绪。当时有一句话从我潜意识很深的地方蹦出来，像闪电一样击中了我。那句话是"妈妈不在了，我多成功也没有意义，因为我再也不能孝顺她了"。我突然明白了自己怎么折腾也没有结果的原因。

半年来我第一次倒在床上就睡了，并且一夜无梦。

虽然是精神科医师，我却在没有医学背景的培训师课堂上第一次体验到心理治疗的魅力，也第一次被潜意识的力量震撼。你没有觉察到的信念，居然影响了你的整个生命轨迹。

为什么对情绪压力和睡眠改善这么有效的方法，我在学校和医院的教育里面从来没有接触过呢？对此，我感到非常困惑。出于对潜意识的敬畏与好奇，我开始研习艾瑞克森学派的催眠治疗。

神奇的是，我的生活和工作开始越走越顺。我成为小有名气的心理治疗师，还拥有了自己的心理咨询公司"野蛮进化"。

这是我第四次创业，并且这个公司现在还在发展。

其实每个人出现的各种问题，躯体问题也好，心理问题也好，失眠问题也好，只是表面现象，背后都能找到我们潜意识的冲突。每个人都可以用自己的内在智慧来解决这样的冲突，本书中有很多的催眠和呼吸技巧可以温柔地把你带到潜意识的海洋遨游。

我做了很多基于催眠和呼吸疗愈的音频课程。有一次，我在午睡时好奇地播放了一个自己制作的"催眠疗愈内在小孩"的音频。我很少听自己的催眠录音睡觉。结果我很快进入了梦境，我梦见自己失眠时想妈妈的情景。我又开始小声抽泣，同时心里明白自己在做梦，我知道自己仍然很想念她，特别在母亲节和她的生日时。我心想，在梦里能放开了哭也挺好，于是开始哭得大声，我仍然是有些伤心的。这时候，有一只温暖的手伸过来，轻轻地帮我拭去眼角的泪水。我突然醒了，那是妈妈的手！（其实还在梦中，我做了一个梦中梦。）真的醒过来后，我心里是满满的感动，久久不能平静。

我能成为心理治疗师，缘起于失去妈妈的悲恸。我制作的音频课程，是为了给其他人疗伤，没想到最后也疗愈了自己。

这是多么奇妙的缘分和爱。

生命中总有不能避免的意外和艰辛。

康德说："有三样东西有助于缓解生命的辛劳，希望、睡眠和笑。"

愿这本关于睡眠和梦的书能成为爱的载体，将幸福和温暖传递给每一个人。